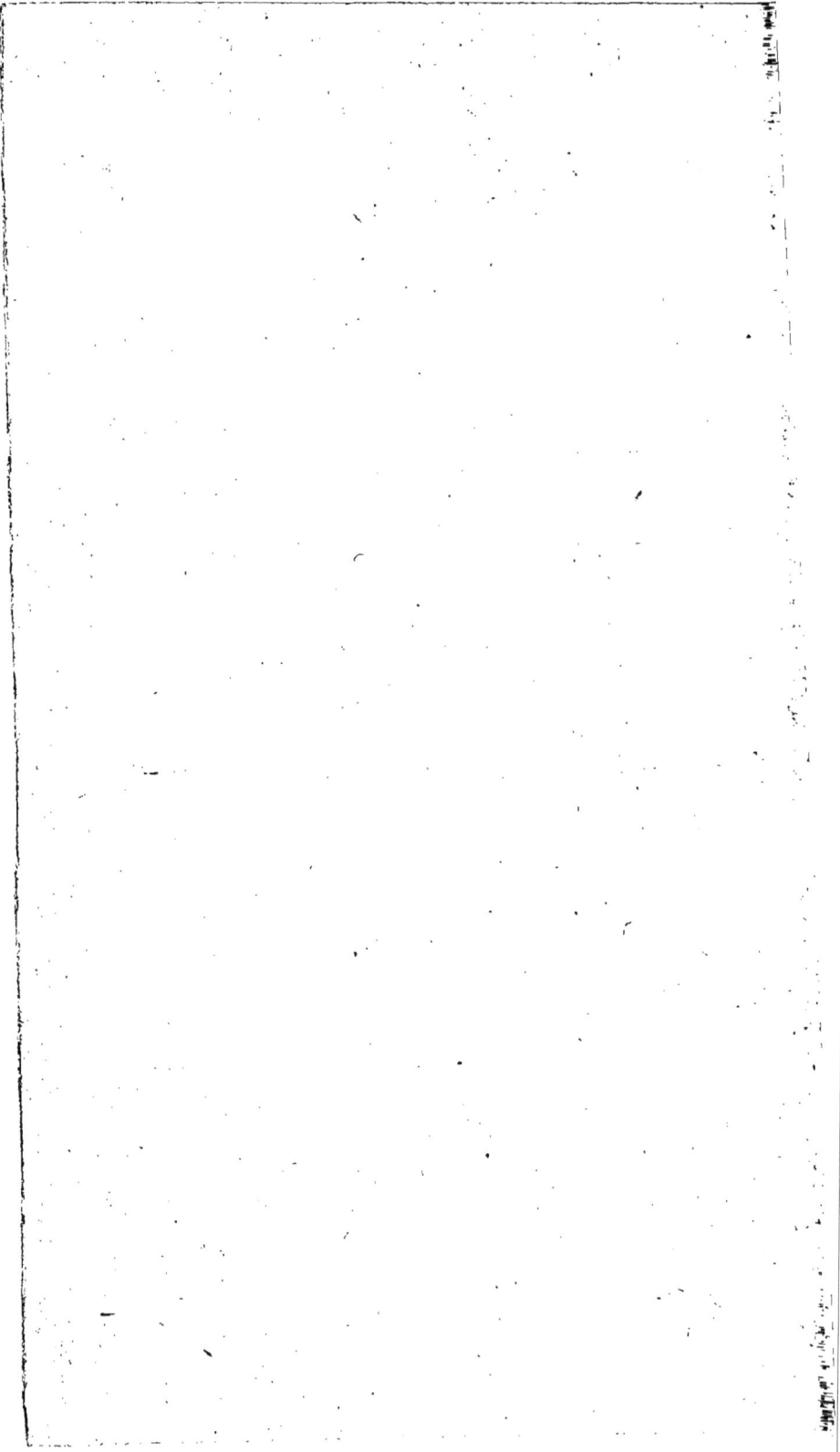

HYGIÈNE
DES PLAISIRS

SELON LES AGES

LES TEMPÉRAMENTS ET LES SAISONS

PAR

A. DEBAY

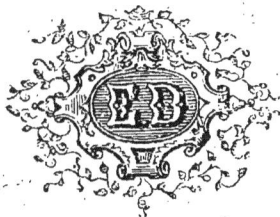

PARIS

E. DENTU, LIBRAIRE-ÉDITEUR

PALAIS-ROYAL, 17 ET 19, GALERIE D'ORLÉANS

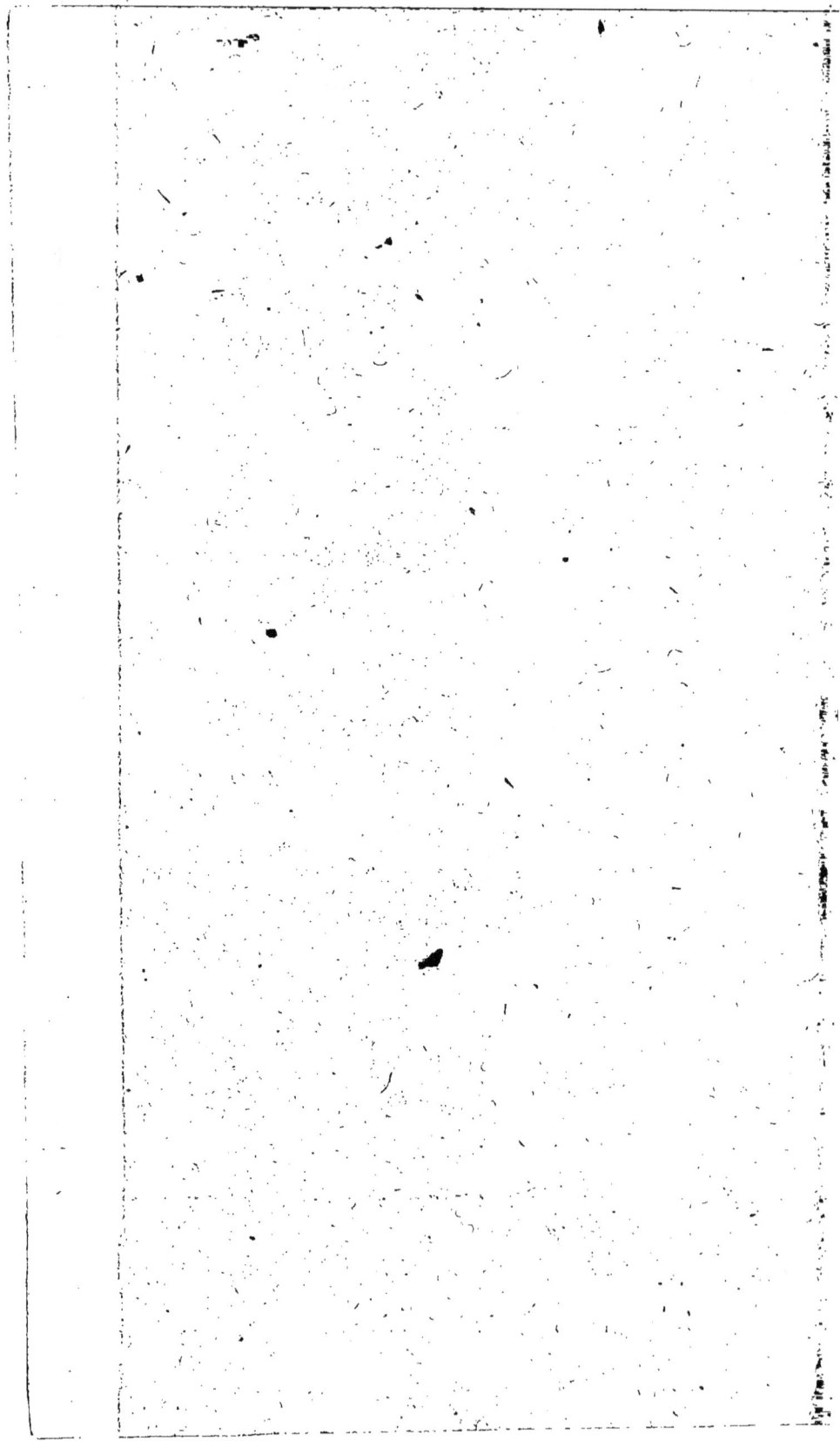

HYGIÈNE

DES PLAISIRS

PARIS

IMPRIMERIE DE L. TINTERLIN ET Cᵉ

Rue Neuve-des-Bons-Enfants, 3.

HYGIÈNE

DES PLAISIRS

SELON LES AGES

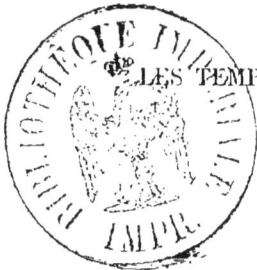

LES TEMPÉRAMENTS ET LES SAISONS

PAR

A. DEBAY

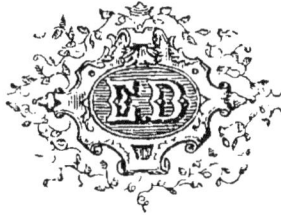

PARIS

E. DENTU, LIBRAIRE-ÉDITEUR

PALAIS-ROYAL, 17 ET 19, GALERIE D'ORLÉANS

1863

HYGIÈNE
DES PLAISIRS

CHAPITRE PREMIER

DES PLAISIRS.

Le plaisir est un des grands mobiles des actions humaines. Examinez, scrutez, analysez, vous découvrirez toujours le plaisir comme but vers lequel tous les mortels se précipitent. S'il est naturel à l'homme d'éviter, de fuir la douleur, pourquoi ne serait-il pas également dans sa nature de rechercher le plaisir? Ces deux faits sont généraux et constants; la plus savante logique ne saurait prouver le contraire.

Le mot *plaisir*, pris dans son acception la plus étendue, embrasse toutes les sensations agréables,

1

depuis la plus vive jusqu'à la plus faible. Ainsi, les ardentes voluptés de l'amour sont des plaisirs, de même que les douceurs du repos sont également un plaisir. Entre ces deux extrêmes, il existe une foule innombrable de nuances qu'il serait difficile de déterminer.

Les plaisirs se divisent naturellement en deux grandes classes : les plaisirs *moraux* et les plaisirs *sensuels*. Ces deux classes se subdivisent en une grande variété de genres.

Les plaisirs moraux sont les plus purs ; leur durée est aussi moins éphémère que celle des plaisirs physiques ; car la durée de ces derniers cesse avec l'excitant qui les a produits.

Il existe donc divers genres de plaisirs, comme divers genres de douleurs. — Les plaisirs fougueux de la jeunesse sont loin de ressembler aux plaisirs tranquilles de l'âge de déclin. — Les plaisirs de l'amour sont autres que les plaisirs de la table. — Les plaisirs de la chasse, des armes, des voyages, etc., n'ont aucun rapport avec les plaisirs du foyer.

Relativement au mode de sentir, tout le monde ne saurait éprouver la sensation du plaisir au même degré. Les aptitudes, à cet égard, sont subordonnées à une foule d'influences, telles que l'âge, le sexe, le tempérament, l'état de santé ou de maladie, les climats, les saisons, l'éducation, le milieu social dans lequel on vit, etc. La même sensation, éprouvée par le tempérament nerveux et par le lymphatique, différera énormément quant au degré de force. Chez le premier elle sera des plus vives, tandis qu'elle affectera à peine le second.

Tout est plaisir ou douleur dans la vie ; l'indifférence n'est qu'un état négatif extrêmement rare ; on pourrait la définir : un état intermédiaire entre la peine et le plaisir, survenu, soit à la suite d'une affection cérébrale, soit par les excès qui ont blasé les sens et usé les facultés morales. Mais, nous le répétons, l'indifférence se rencontre rarement à l'état complet; la vie humaine est, au contraire, généralement partagée entre le plaisir et la douleur ; ou en d'autres termes : entre la possession des biens qu'on désire ou leur privation. Ceci posé, on arrive à cette conséquence : la satisfaction des désirs, la réalisation des espérances sont des plaisirs; tandis que les espérances déçues, les désirs à jamais frustrés, sont des douleurs.

Et voyez, en effet, si les faits ne viennent pas se grouper naturellement autour de cette théorie : — N'est-ce pas un plaisir d'étancher sa soif, d'apaiser sa faim? N'est-ce pas un plaisir de se reposer quand on est fatigué ; de dormir quand nos paupières tombent de sommeil? — Être aimé d'une femme qu'on adore ; affronter, pour elle, les dangers, braver la mort, lui sacrifier sa vie ! N'est-ce pas un immense plaisir?... — Être récompensé de ses fatigues, de ses travaux ; réussir dans ses entreprises ; partager sa bourse avec un ami dans le besoin ; recevoir les bénédictions des infortunés qu'on soulage ; jouir de la considération méritée de ses concitoyens ; — Avoir l'âme tranquille et le cœur exempt de remords ; — la joie, la prospérité, la santé dans la famille ; — des enfants qui promettent, qui donnent de grandes espérances et, plus tard, leurs succès, etc., etc., etc., et mille autres circonstances, mille autres situations. Tous ces états ne sont-ils pas des plaisirs plus ou moins vivement éprouvés, selon l'aptitude sensorielle du sujet ?

Et, maintenant, n'admettez-vous pas que la privation, la négation complète des biens que nous venons d'énumérer sont des douleurs ?... Or donc, le plaisir et la douleur, ces deux pôles de la sensation, se partagent la vie humaine.

Nous avons dit qu'il était aussi naturel à l'homme de rechercher le plaisir que de fuir la douleur ; c'est un instinct de son organisation qui lui est commun avec les autres animaux. Hormis le cas d'une perversion de l'instinct, l'homme recherchera toujours ce qui lui est agréable et évitera ce qui peut lui être nuisible.

Quelques rares lecteurs aux sens blasés, à l'esprit mal fait (on en rencontre toujours) m'accuseront de me faire l'apologiste du plaisir, de prêcher le sensualisme. Cette pauvre accusation tombe d'elle-même et ne mérite pas qu'on la réfute : tant que l'organisation humaine sera ce qu'elle est, l'homme recherchera. instinctivement tout ce qui peut concourir à augmenter la somme de son bien-être. Toutes les fois qu'un plaisir n'est ni préjudiciable à autrui ni à soi-même, pourquoi le refuser? Ne serait-il pas absurde de se priver d'un plaisir qui loin de nous être nuisible ne peut que nous être utile? Est-ce mal faire que de manger ce fruit savoureux, que d'odorer cette fleur au doux parfum? Est-ce mal faire que d'aimer sa femme et de fêter dignement ses amis? Est-ce que tous les biens de la terre ne nous sont point donnés par le souverain auteur de toutes choses? N'y aurait-il pas folie que de refuser ce qu'il nous accorde si libéralement? Laissons aux esprits chagrins le triste rôle de pessimistes et jouissons modérément de tous les plaisirs licites.

Lorsque les plaisirs des sens se mêlent aux jouissances de l'esprit, ils deviennent un des plus doux charmes de l'existence; loin de blaser l'âme, ils entretiennent et accroissent son activité. Mais il ne faut jamais laisser prendre au désir de la jouissance les proportions d'un besoin dominant, d'une habitude irrésistible ; car, alors, ce besoin étouffe tout autre sentiment et rabaisse l'homme au niveau de la brute. On a remarqué que les individus vivant sous la dépendance de leur sensualité offraient,

1.

plus ou moins, dans leur physionomie, certaines analogies avec l'animal auquel leur penchant les assimilait.

On rencontre, assez souvent, des hommes doués d'heureuses dispositions, de talents distingués et même de vertus, qui, pour s'être abandonnés à la fougue de leurs penchants sensuels, se sont complétement abrutis. On voit, parfois, des hommes qui, par leur intelligence, semblaient appelés à de grandes choses, perdre, en peu de temps, leur supériorité, par l'abus des plaisirs sensuels. Pour ne citer qu'un exemple, rappelez-vous le fameux triumvir Antoine, doublement remarquable comme guerrier et comme orateur; rappelez-vous sa triste fin. Antoine aurait peut-être égalé César, s'il n'eût été l'esclave des plaisirs; il aurait sans doute vaincu Octave, si son courage ne se fût amolli dans les bras de Cléopâtre : l'amour et le plaisir furent cause de sa perte.

La moralité de ce chapitre est celle-ci : jouissons avec sagesse des biens que nous dispense la nature; ne nous laissons jamais conduire ni dominer par le plaisir; sachons, au contraire, nous en priver quand le cas l'exige. Fuyons les plaisirs illicites, c'est-à-dire ceux qui pourraient être préjudiciables à autrui et à nous-même; n'épuisons jamais la coupe du plaisir; car l'ivresse est au fond, et, après l'ivresse, la satiété, souvent la douleur ! Le plus sûr moyen d'éviter les excès toujours nuisibles, est de suivre les préceptes d'hygiène exposés dans cet ouvrage. En se conformant strictement à ces préceptes, on saura varier et ménager les plaisirs de manière à les désirer, à les éprouver aux diverses phases de l'existence, sans porter atteinte à la santé.

CHAPITRE II

PLAISIRS DE LA PREMIÈRE JEUNESSE.

SECTION PREMIÈRE

ADOLESCENCE. — PUBERTÉ.

§ I

ADOLESCENCE.

Les plaisirs de ce bel âge, qui s'écoule si rapidement, sont, en général, des jeux plus ou moins bruyants, tels que les jeux de pensionnat, le saut, la course, la danse, l'équitation, la natation et les diverses gymnastiques. On doit favoriser ces jeux, qui développent les formes, fortifient le système musculaire, facilitent les mouvements des membres, donnent de l'agilité, de l'adresse et consolident la santé. Mais il est urgent de veiller à ce que ces exercices soient pris modérément, qu'ils ne soient jamais poussés jusqu'à la fatigue ; car alors, cessant d'être utiles, ils peuvent devenir nuisibles.

§ II

HYGIÈNE DE L'ADOLESCENCE.

Les affections et indispositions les plus communes à cet âge, sont les éruptions cutanées, les maux de gorge, les bronchites, les hémorrhagies nasales, les coups, les chutes, etc., et surtout les indigestions et les flux de ventre.

Toutes les fois que l'indisposition du jeune sujet, loin de se dissiper naturellement au bout de quelques jours, fait craindre une maladie, la prudence exige qu'on aille consulter le médecin ; car mieux vaut prévenir les maladies que les guérir. Le régime et quelques boissons rafraîchissantes, émollientes ou délayantes, selon les circonstances, préviennent l'invasion d'une maladie qui aurait pu devenir fort grave.

L'adolescence est avide de friandises ; elle aime surtout à savourer les fruits fondants, à croquer les fruits à chair ferme ; le plaisir qu'elle en éprouve lui fait souvent oublier la modération, et elle en mange outre mesure. De là les indigestions, les maux de ventre et les coliques. Après avoir éprouvé une ou plusieurs atteintes, si le sujet n'est pas assez raisonnable pour se modérer, c'est aux parents à le surveiller et à le régler.

Les gâteaux et autres pâtisseries, les confitures et les sucreries font le bonheur des adolescents. C'est un souvenir qu'ils conservent de leur enfance. L'épanouissement de leurs traits, le sourire fixé sur leurs lèvres, lorsqu'on leur distribue ces friandises, témoignent du plaisir qu'ils éprouvent. Encore ici beaucoup font des excès. Il est vrai qu'à cet âge l'estomac digère promptement; mais il ne faut pas le fatiguer, et les pâtisseries sont lourdes, indigestes. Donner à l'estomac plus qu'il ne peut digérer, c'est provoquer des digestions laborieuses, des indigestions; et lorsque l'estomac souffre, toute la machine participe à sa souffrance.

Nous croyons qu'on n'entretient pas assez les adolescents des funestes effets de la gourmandise et de sa pernicieuse influence sur la beauté ; car, dès qu'on parvient à faire comprendre cette vérité aux jeunes filles, on les voit soudainement se priver de tout ce qui peut altérer leur fraîcheur et leur beauté.

§ III

PUBERTÉ.

C'est pendant cette belle époque de l'existence humaine qu'une révolution complète s'opère dans l'organisation des deux sexes. La jeune fille devient femme, l'adolescent devient homme. Cette phase a ses journées de calme et d'orage, ses heures de souffrances et de plaisirs. Le cerveau, vivement stimulé par un sang plus riche, plus ardent, fonctionne avec plus d'activité; l'imagination revêt de brillantes couleurs; les désirs naissent et se multiplient tantôt sous forme de rêverie et tantôt débordent du cœur, accompagnés de profonds soupirs... Ces mouvements intérieurs ne sont que les prodrômes de puissants phénomènes organiques que la puberté va bientôt développer, l'Amour!

C'est, en effet, à partir de la puberté et pendant la jeunesse, que l'amour, cette grande et tyrannique passion domine l'être entier. Ainsi l'a voulu la nature pour arriver à son but : *la perpétuation de l'espèce.*

L'imagination, pendant cette phase de la vie, étant celle des facultés intellectuelles qui se développe le plus largement, la jeunesse voit tout en beau; les objets revêtent, pour elle, des formes gracieuses et des couleurs poétiques. Les cieux et la terre semblent lui sourire comme dans un jour de fête. Il résulte de cet état d'exaltation cérébrale une série de flatteuses espérances qui, trop souvent, hélas! se résolvent en amères déceptions.

Les plaisirs de cette brillante phase de la vie sont très-nombreux; car, le besoin de mouvement, de distraction se fait vivement sentir ; l'imagination travaille et la pensée se porte sans cesse vers le jour et l'heure qui doivent amener un amusement, une joie, un plaisir.

Les théâtres, les bals, les concerts, les soirées, les fêtes et toutes les réjouissances, soit particulières, soit publiques, sourient à la jeunesse, qui s'y lance avec une ardeur à laquelle on est souvent forcé de mettre un frein.

Si ces divers genres de plaisirs ont leurs avantages, ils cachent aussi beaucoup d'inconvénients. En effet, c'est très-souvent dans ces sortes de réunions que le physique et le moral sont atteints. Les variations de température, le passage du chaud au froid, et *vice versà*, l'excitation cérébrale qui se propage au corps, les suppressions totales ou partielles d'une exhalation ou d'une évacuation, sont des causes éloignées, prochaines et quelquefois instantanées de rhumes, de bronchites, d'affections pulmonaires aiguës, de douleurs abdominales, d'irritations d'entrailles, etc., etc. La chaleur quelquefois très-élevée de ces lieux publics où se presse la foule, le froid subit qu'on éprouve en sortant, l'humidité, la pluie qui vous accompagnent à votre domicile, sont encore des causes puissantes de maladies.

Quant aux effets moraux, ils sont plus ou moins sensibles, plus ou moins profondément ressentis, et peuvent influencer d'une manière très-fâcheuse la conduite présente et l'avenir de la jeunesse. Ainsi, par exemple, quels avantages peut-on retirer d'aller à certains théâtres où le mariage est incessamment ridiculisé ; où l'adultère semble être autorisé ; où le parjure lève insolemment la tête et raille ceux qu'il a lâchement trompés ; enfin, ces pièces où se déroulent les hontes, les scandales, les turpitudes de quelques êtres dangereux ; ces lieux-là ne sont-ils pas des écoles d'immoralité, de perdition ?

A ce compte, objectera-t-on, il faudra priver la jeunesse des plaisirs, généralement innocents, que lui offrent les théâtres, les bals et autres distractions publiques ? Loin de nous cette pensée ; nous accordons, au contraire, une large part de plaisir à la jeunesse ; mais, en raison des motifs que nous venons d'énoncer, nous pensons qu'il est très-prudent d'interdire aux jeunes sujets, les théâtres où se jouent des pièces par trop légères ; qu'il est convenable, au contraire, de les conduire, de temps à autre, dans ceux où la moralité des pièces n'est pas équivoque.

Les bals publics, surtout ceux de la capitale, ces réunions bruyantes où se précipite une foule avide de plaisir et de mœurs légères, doivent être strictement interdits aux jeunes personnes bien élevées. Dans le cas exceptionnel où une jeune personne est violemment tourmentée par le désir de connaître

2

l'intérieur d'un bal public ; lorsque ce désir se manifeste avec l'énergie et la ténacité d'une idée fixe, les parents pourront satisfaire sa curiosité en l'y accompagnant ; c'est, du reste, un moyen de lui faire apprécier, par ses yeux mêmes, les dangers de ces sortes de lieux.

Les bals de famille sont des réunions bien différentes, et, loin d'être nuisibles, ils deviennent souvent utiles. Les personnes qui composent ces soirées étant, pour la plupart, des amis ou des connaissances, il en résulte une gaîté franche, exempte de toute arrière-pensée. La jeunesse des deux sexes s'y rend avec l'espoir d'y rencontrer l'objet qu'elle aime ou qu'elle aimera bientôt ; le bal est alors une fête impatiemment attendue ; ce sont des heures de joie et de plaisir, des réunions charmantes où la décence est toujours observée, où la pudeur n'a jamais à souffrir.

Les petits jeux de société offrent aussi leurs plaisirs et leur incontestable utilité. La jeunesse des deux sexes se livre avec plaisir à ces jeux où le perdant gagne toujours un doux regard, une tendre parole, que le gagnant est heureux d'accorder ; jeux attrayants où les jeunes gens rivalisent d'attentions et de courtoisie, et où les demoiselles déploient involontairement leurs grâces et les ressources de leur esprit. Il est bien rare que l'amour ne sorte pas avec les gages donnés et rendus ; mais cet amour chaste, honnête, dont les feux doivent, tôt ou tard, allumer le flambeau de l'hyménée.

Il existe encore, pour cet âge, une foule de plaisirs physiques et moraux de nuances et à des degrés divers, qu'il serait fastidieux d'énumérer ; nous dirons seulement que, parmi ces plaisirs, il en est qui sont profitables à autrui, et qu'il faudrait encourager la jeunesse à ne jamais les laisser échapper lorsqu'ils se présentent. Les plaisirs que procurent une bonne action, un acte de générosité, font toujours éprouver une douce satisfaction, une joie intérieure bien préférable aux tressaillements nerveux des plaisirs sensuels; c'est pourquoi on ne saurait trop autoriser la jeunesse à se livrer à ce genre de plaisirs. Citons un fait à l'appui de cette recommandation.

SECTION II

UN BIENFAIT N'EST JAMAIS PERDU.

§ I

Un jeune étudiant, Edmond Derval, léger d'argent, mais riche de santé et de gaîté, allait d'un pas rapide rejoindre ses camarades qui l'attendaient pour faire nombre dans une partie de plaisir. Comme il traversait un des ponts de la capitale, il aperçut, au bout, un attroupement, dont il s'approcha par pur instinct de curiosité. Que voit-il? un ouvrier en blouse très-propre, jeune encore, étendu sur la dalle, la face blême et altérée.

— Messieurs, cria l'étudiant aux personnes qui entouraient l'évanoui, Messieurs, donnez-lui un peu d'air, s'il vous plaît! élargissez votre cercle, afin que ce malheureux puisse respirer et reprendre ses sens.

Parmi les curieux du groupe, les uns disaient : C'est un homme ivre. — D'autres : C'est peut-être une ruse de mendiant. — Les moins impitoyables pensaient que ce garçon-là pouvait être sous l'influence d'un accès de maladie. Bref, personne ne songeait à l'assister.

L'étudiant, tremblant d'indignation en entendant les injures qu'on jetait sur le moribond, poussa brusquement les individus placés devant lui, et d'une voix retentissante :

— Non, Messieurs, s'écria-t-il, cet homme n'est ni un ivrogne, ni un mendiant; sa maladie, c'est la faim...

Tous les yeux se tournèrent sur le jeune étudiant, qui, s'adressant à quelques ouvriers mêlés au groupe :

— Mes amis, leur dit-il, aidez-moi à transporter ce malheureux chez le marchand de vins le plus proche ; là, nous lui ferons prendre quelque nourriture, et vous verrez que je ne me suis pas trompé.

— A la bonne heure, dirent plusieurs voix, en voilà un plus charitable que les autres.

Arrivé chez le marchand, on fit avaler quelques cuillerées de vin sucré au pauvre évanoui, qui rouvrit bientôt les yeux, et d'une voix faible remercia ceux qui l'assistaient.

— Tenez, mon ami, lui dit le digne étudiant, prenez ce bouillon, puis on vous donnera des aliments plus solides. Buvez doucement, ne vous pressez pas, cela vous ferait mal.

— Merci, mille fois merci ! répondait l'affamé ; que Dieu vous en récompense.

— Maintenant, voici du pain et un peu de viande ; mangez lentement, le plus lentement possible, car votre estomac ne pourrait garder ce que vous lui donnez, si vous mangiez trop vite.

— Merci, excellent jeune homme, répétait-il en tendant la main au jeune Edmond, merci pour ma famille qui, sans vous, ne devait plus me revoir.

Edmond Derval lui adressa des paroles bienveillantes pour remonter son courage ; puis, allant au marchand de vins, lui remit une pièce de cinq francs, toute sa richesse du moment.

— Monsieur, payez-vous de votre dépense et

2.

veuillez remettre le restant à ce pauvre garçon. Il dit adieu au malheureux ouvrier et sortit.

La foule qui se pressait devant la porte de la maison où se passait cette scène, s'écarta pour le laisser passer ; beaucoup le saluèrent, disant :

— Le brave garçon, l'excellent cœur, que Dieu lui rende le bien qu'il vient de faire !

§ II

Loin d'éprouver le moindre regret de sa partie manquée, Edmond Derval regagna gaiement son domicile, s'applaudissant tout bas d'avoir pu être utile à un malheureux. Le lendemain, lorsque ses camarades le virent :

— Tu as perdu, mon cher, de n'être pas venu ; jamais partie de plaisir ne fut plus folle, plus charmante. Le champagne et la beauté nous avaient monté la tête ; nous avons bu, chanté, dansé, folâtré comme de vrais étudiants. Oui ! tu as beaucoup perdu de n'avoir pas été des nôtres ; de semblables parties ne s'offrent pas tous les jours.

— Je prendrai une autre fois ma revanche, répondit Edmond Derval ; seulement, vous saurez que si le plaisir que j'ai goûté hier n'a pas été aussi bruyant que le vôtre, il n'en a pas été moins vif.

— Comment cela et que veux-tu dire ? demandè-
rent à la fois tous ses camarades.

— J'ai donné ma dernière pièce de cinq francs à
un malheureux mourant de faim.

— Bravo ! bravo ! s'écrièrent-ils tous ; ton action
est d'autant plus louable qu'elle t'a privé d'une partie de plaisir telle qu'on n'en fait pas tous les jours.

Un des jeunes gens vint lui serrer la main et
dit :

— Nous ne sommes qu'au vingt-septième jour
du mois, tu peux avoir besoin d'argent ; ma bourse,
quoique bien légère, est à ta disposition.

§ III

A quelques années de là, un roi descendait du
trône et s'enfuyait. L'armée, sans chef, restait
muette, et le flot populaire mugissait, grossissait
sans cesse dans les rues de la capitale. Pendant
quelques jours la populace eut ses lupercales et gâ-
tait sa cause par ses excès.

Vers le dixième jour de l'effervescence populaire,
dans un des faubourgs de la grande cité, un jeune
homme, élégamment vêtu, était violemment tiraillé
par plusieurs individus en blouse, qui le traitaient
d'*aristo*. Ce jeune homme se défendait avec énergie ; mais il allait succomber sous le nombre, lors-

qu'un ouvrier vigoureux s'élança sur ces individus et, les repoussant violemment, s'écria :

— Malheureux ! que faites-vous ? Ce bourgeois est l'ami du pauvre, c'est un bienfaiteur ! Sans lui, je serais mort de faim ; que sa personne soit sacrée pour tous ! entendez-vous ?... Et il lui prit la main, qu'il porta à ses lèvres.

La fureur de ces hommes tomba subitement devant ces paroles ; ils parurent honteux de ce qu'ils venaient de faire.

— Ce n'est pas votre place ici, mon généreux bienfaiteur, ajouta l'ouvrier ; cet endroit est dangereux pour vous, nous allons vous accompagner à votre domicile.

Aussitôt, dix vigoureux enfants du peuple escortèrent l'étudiant, afin qu'il ne lui fût fait aucun mal, et le conduisirent sain et sauf à sa demeure.

Ce fait prouve la vérité de l'axiome : Un bienfait, quel qu'il soit, n'est jamais perdu, et trouve, tôt ou tard, sa récompense.

SECTION III.

HYGIÈNE DES PLAISIRS DE LA PREMIÈRE JEUNESSE.

Les excès sont toujours nuisibles à la santé ; c'est un axiome qui ne souffre pas d'objection. Les excès du travail et du repos, du sommeil et de la veille ;

les excès dans le boire et le manger; enfin, dans toutes les choses de la vie, et surtout les excès du plaisir, portent leur fâcheuse influence sur l'organisation entière.

L'heure, le temps, les saisons et les lieux ne sont pas indifférents pour se livrer à tel ou tel plaisir. La promenade, la chasse, la pêche, la natation; les parties de campagne et les divers jeux qu'affectionne la jeunesse, ne sont utiles et agréables que par un beau temps et dans des lieux salubres. — Les plaisirs du printemps ne sont pas ceux de l'hiver; de même pour l'été et l'automne. — Les brouillards et les pluies, les grands froids de l'hiver et les chaleurs accablantes de l'été, sont une contre-indication de certains plaisirs. Lorsqu'on vient de courir, de sauter, de danser ou de se livrer à des exercices qui exigent un déploiement considérable de forces musculaires, il est absolument défendu de boire froid, le corps étant en sueur; de se reposer dans un endroit frais, ou de rester exposé à un courant d'air. Les suppressions de transpiration sont toujours très-fâcheuses; l'équilibre qui doit exister entre les fonctions de la peau et les autres organes du corps, étant détruit, il en résulte nécessairement une atteinte, plus ou moins grave. En effet, selon la partie faible ou l'organe prédisposé du sujet, on voit naître des douleurs musculaires, nerveuses et articulaires; on voit se développer des maux de gorge, des rhumes, des bronchites, des fluxions de poitrine ; des hémoptysies pour les uns, et des coliques, des diarrhées, des flux dyssentériques pour les autres ; enfin, beaucoup d'autres maladies dont la place ne peut se trouver ici.

Conclusion : Les suppressions de transpirations sont toujours à craindre ; il n'est aucun tempérament, les plus endurcis même, qui puissent impunément les braver. — On ne doit jamais pousser jusqu'à l'extrême fatigue les plaisirs, les jeux et les amusements qui sollicitent une violente action du système musculaire. C'est pour ne pas avoir suivi ces préceptes qu'une foule d'indispositions éloignées ou prochaines viennent, plus tard, assaillir les imprudents.

Les plaisirs que procure l'étude des arts et des sciences doivent toujours être pris modérément ; une application trop forte et trop longtemps soutenue fatigue les organes et leur devient nuisible.

La musique, et particulièrement la musique vocale, doit être soumise à des exercices de courte durée ; parce que le larynx étant un organe très-délicat, il faut lui éviter les fatigues d'un travail prolongé. Les cordes vocales s'éraillent facilement : telle personne douée par la nature d'une belle voix, peut la perdre à tout jamais par des exercices intempestifs et mal dirigés. (Voyez à ce sujet notre HYGIÈNE DE LA VOIX, où l'hygiène et la gymnastique vocale sont traitées dans tous leurs développements).

Les études qui exigent une position assise ou gênante, comme le dessin, la broderie, la harpe, le piano, etc., doivent être de courte durée ; il est préférable de répéter ces exercices plusieurs fois par jour que de condamner la jeunesse à dix heures entières de ce travail, qui, alors, n'est plus un plaisir, mais une tâche qu'on remplit avec impatience. Des défauts de rectitude dans les lignes du corps, des vices de conformation acquis, et des troubles dans la santé peuvent être la conséquence de ces études inintelligemment dirigées.

SECTION IV

HYGIÈNE ALIMENTAIRE DE LA JEUNESSE.

La question des aliments est des plus importantes, puisque ce sont les aliments qui entretiennent la vie. Il serait à désirer que les gens du monde étudiassent cette question ; des connaissances même élémentaires, sur ce sujet, leur seraient d'une haute utilité. Le choix des substances alimentaires, leur qualité et leur quantité, devraient être calculés d'après l'âge, le sexe, le tempérament, les idiosyncrasies ou nuances de tempéraments, la profession, la saison, l'état de santé ou de souffrances, etc. Ainsi appliquée d'une manière intelligente, l'alimentation obtiendrait les plus beaux résultats pour la santé, et elle éviterait beaucoup de maladies. Malheureusement l'hygiène alimentaire ne se trouve pas inscrite au programme de l'instruction publique ; les plus instruits sortent des écoles complétement dépourvus de notions sur cette matière intéressante ; et cependant, nous le répétons, des notions élémentaires seraient si utiles aux jeunes sujets des deux sexes qui se destinent au mariage, autant pour se diriger eux-mêmes que pour en faire l'application à leurs enfants.

L'alimentation des jeunes sujets demanderait plus de soins qu'on n'en apporte généralement. La quantité des aliments, par repas, doit toujours être en raison des pertes que fait le corps ; plus ces pertes sont grandes, plus la nourriture doit être abondante et réparatrice. La jeunesse est l'époque de la vie où les pertes se font plus activement et plus abondamment. C'est pourquoi les jeunes sujets ont besoin de faire quatre repas par jour.

L'alimentation sera réglée sur la force de l'estomac, sur les tempéraments, les saisons et le genre de vie du sujet. Le tempérament bilieux consomme plus que le lymphatique ; le sanguin mange moins que le bilieux, mais boit davantage ; le tempérament nerveux est sujet à des variations : tantôt son appétit est vorace et tantôt presque nul.

Pendant la saison d'hiver on mange davantage qu'en été; le printemps et l'automne exigent plus de modération dans la quantité des aliments, et plus d choix dans la qualité.

Les sujets qui font de la gymnastique ou un travail manuel qui sollicite l'emploi de la force musculaire, consommeront naturellement de plus grandes quantités d'aliments que les sujets condamnés à une vie sédentaire.

La première jeunesse, avons-nous dit, a généralement besoin de faire quatre repas : deux copieux, et les deux intermédiaires très-légers, afin de satisfaire l'estomac qui, ayant terminé son travail de digestion, provoquerait la faim. Une tartine de confitures, des fruits de la saison, etc., suffisent pour attendre le repas suivant.

Pour la seconde jeunesse, c'est-à-dire après vingt-quatre ans, le nombre des repas se réduit à deux, trois au plus, mais plus généralement deux. Alors on mange beaucoup à chaque repas, ce qui donne plus de travail à l'estomac et lui permet d'attendre, sans faire éprouver la faim.

Une recommandation de la plus haute importance est de ne jamais manger ni boire avec excès; le mieux serait de se lever de table avec une légère appétence. La quantité des aliments doit toujours

3

se trouver en rapport avec les forces digestives ; si la quantité ingérée les dépassait, la digestion serait longue et difficile ; et si le sujet, ne tenant pas compte de cet avertissement, continuait à manger outre mesure ; alors arriveraient les indigestions et les affections toujours graves de l'estomac et des intestins.

Que la jeunesse légère, imprévoyante, se pénètre bien de cette vérité : un bon estomac et des digestions faciles, c'est la santé et la gaieté ; c'est un des bonheurs de la vie ; — un mauvais estomac, un estomac fatigué, paresseux, malade, enlève les forces et rend la vie triste par des souffrances continues. Il existe, hélas ! des maladies des voies digestives qui causent d'atroces douleurs, et dont la durée est interminable ; d'autres maladies qui n'ont que la tombe pour remède. Alors, on vérifie ce proverbe : *Ce n'est plus vivre, c'est souffrir !*

O jeunes gens ! n'abusez jamais de vos forces digestives ; ménagez-les, au contraire, pour les conserver intactes. Avec un bon estomac, vous entrerez dans l'âge viril pleins de force, de santé et d'activité ; vous traverserez l'âge de retour sans éprouver les orages qui l'accompagnent, et arriverez enfin à une verte vieillesse, exempte d'infirmités.

O jeunes gens ! montrez-vous aussi empressés, aussi soigneux de votre estomac, que vous l'êtes pour vos plaisirs. Laissez-le se reposer quand il est fatigué ; éloignez de lui ces mets et ces boissons incendiaires qui l'excitent, violemment d'abord, puis le jettent dans l'atonie ; qui le ruinent et le rendent désormais incapable de fonctionner. Veillez, veillez sans cesse à le préserver de toute atteinte, de tout contact nuisible ; c'est là le secret de la santé !

Vous ignorez, sans doute, que l'estomac est le dispensateur de la vie, le laboratoire où s'opèrent les décompositions et transformations des aliments. C'est dans l'estomac que les substances alimentaires sont divisées, pétries, réduites en bouillie acescente ; c'est dans l'estomac et les intestins que se passent les merveilleux phénomènes de l'absorption et de la nutrition ; si l'estomac est malade, ses forces sont enrayées, son travail ne se fait que péniblement et incomplètement. Alors, la nutrition languit, devient insuffisante, le corps maigrit, souffre, et l'âme participe à ses souffrances ; car les rapports entre le physique et le moral sont si étroits, si intimes, que l'un ne saurait être atteint sans que l'autre s'en ressente aussitôt.

Cette petite dissertation ne sera pas du goût de la plupart de nos jeunes lecteurs ; beaucoup n'y jetteront qu'un regard indifférent. Mais, moi, qui ai si longtemps et si violemment souffert de l'estomac, je les adjure, dans leur intérêt, de bien se pénétrer de cette lecture ; car si, à la suite d'excès,

soit physiques, soit moraux, l'affreuse, l'atroce gastralgie! venait à s'abattre sur eux, adieu aux plaisirs ; désormais plus de repos, plus de sommeil...
Toujours souffrir, nuit et jour ; souffrir toujours, hélas! et quelles souffrances?... Les tortures de l'enfer sont peut-être moins atroces... Pour le malheureux gastralgique la vie n'est plus qu'un lourd fardeau!

CHAPITRE III.

DE L'AMOUR PHYSIQUE

SECTION PREMIÈRE

§ I

PREMIÈRES ÉMOTIONS D'AMOUR.

Pendant la jeunesse les forces physiques et morales s'exécutent librement et très-activement; les sentiments, les passions se développent et grandissent avec cette ardente énergie qui caractérise les premiers mouvements du cœur, les premières impressions de l'âme; c'est alors que l'amour allume ce rapide incendie qui, en un moment, embrase tout l'édifice humain.

Toutes les définitions de l'amour se réunissent pour prouver la nécessité de ce penchant, de cette

3.

passion. Les anciens représentaient l'Amour sous
la forme d'un enfant aveugle, tenant un flambeau
dans une main, dans l'autre un arc, et sur l'épaule
un carquois garni de flèches acérées. Ce symbole
était logique et raisonné, car l'amour naît sponta-
nément dans les jeunes cœurs, qu'il embrase aussitôt. La volonté la plus énergique ne peut rien
contre lui; non-seulement tous les mortels sont
soumis à sa puissance; mais, encore, tous les Dieux
de l'Olympe, et le maître du tonnerre lui-même,
n'était pas à l'abri de ses traits. Ce qui signifie que
l'amour règne également sur la terre et dans les
cieux, autrement dit partout où il existe des êtres
vivants.

L'amour est l'idole qu'encense la jeunesse des
deux sexes, et à laquelle on sacrifie tout ce qu'on a
de plus cher; parce qu'à cette phase de la vie l'a-
mour est le souverain bonheur, la félicité suprême!
Ce sont les voluptés du ciel qui semblent être des-
cendues sur la terre. Oh! l'amour!... Son empire
est si doux, ses chaînes sont si légères, qu'il est
difficile de ne point devenir son esclave... Et
d'ailleurs, l'amour n'est-il pas l'irrésistible penchant qui entraîne la jeunesse? la grande passion
qui absorbe toutes les autres? qui soumet le patient
aux plus dures privations, aux plus rudes épreuves?
qui lui fait braver l'opinion et affronter la mort?
L'amour enfante des héros et des scélérats! Il peut

inspirer de belles, de nobles actions, comme aussi des mauvaises; pousser à la perfidie, aux trahisons, et perpétrer le crime!... C'est pourquoi les parents doivent, autant qu'il est en leur pouvoir, diriger le penchant amoureux de leurs enfants, lorsqu'il commence à se développer: c'est ce que nous démontrerons plus loin.

§ II

La nature a attaché d'ineffables plaisirs à l'acte de la reproduction de l'espèce, et cela devait être, afin de perpétuer la vie sur le globe.

Chez certains animaux et insectes, les plaisirs de la reproduction sont si vifs et absorbent si profondément leur organisation entière, que rien ne saurait les en distraire; on peut les frapper, les tirailler, les couper par morceaux, sans séparer le mâle de la femelle.

Dans l'espèce humaine, quoiqu'il n'en soit pas ainsi, la suspension brusque des plaisirs vénériens, par une cause quelconque, est néanmoins dangereuse pour la santé. On a vu des désordres nerveux et des refoulements de la circulation très-graves survenir à la suite de cette brusque suspension; on a même constaté plusieurs cas de morts subites.

Selon les climats, la constitution physique des individus, leur impressionnabilité nerveuse et le milieu social dans lequel ils vivent, les plaisirs de l'amour offrent les phénomènes les plus variés et quelquefois étranges. Il est des sujets qui s'y livrent avec cet emportement, cette fougue qui atteint au degré de la frénésie, tandis que d'autres les goûtent avec un calme, une nonchalance qui caractérisent les tempéraments froids ou blasés par les excès. — Ces deux extrêmes indiquent généralement un état anormal, quelquefois une lésion profonde du système nerveux génital, qui retentit toujours, d'une manière fâcheuse, sur les êtres engendrés. La nature ne veut ni trop d'impétuosité, ni trop de calme dans l'acte reproducteur. Cet acte doit s'opérer dans un voluptueux recueillement pour donner de beaux fruits. (Voyez à ce sujet notre Hygiène du Mariage, 30ᵉ édition.)

L'instinct de reproduction est très-profond chez la femme : dès l'âge le plus tendre on dirait qu'elle prélude, avec ses poupées, aux soins qu'elle donnera un jour à ses enfants. La jeune fille pubescente rêve d'amour malgré elle ; un vague désir circule dans ses veines et remplit ses rêves. — La femme mariée trouve les plus doux plaisirs dans les devoirs de la maternité, et, arrivée à la vieillesse, elle soigne ses petits-enfants, s'attache étroitement à eux, les entoure d'une constante sollicitude, qui quelquefois dégénère en faiblesse, ce qui a donné lieu à ce proverbe : « Les bonnes grand'-mères gâtent leurs petits-enfants. »

§ III

LES DEUX FACES DE L'AMOUR.

Si l'amour développe d'ineffables jouissances, il fait naître aussi bien des douleurs, prépare bien des chagrins. — S'il est un de plus doux charmes de la vie, souvent il en devient l'amertume ; — s'i dirige vers de nobles et de belles actions, combien ne fait-il pas faire de bassesses, de sottises? — S'il commande le dévouement, le sacrifice, n'est-il pas le mobile de beaucoup de trahisons, de lâchetés, de crimes, d'infamies?

Sans nul doute, l'amour est un des bonheurs de l'existence ; c'est lui qui fait circuler partout la vie sur le globe et qui répare incessamment les désas- tres de la mort ; mais il ne faut pas s'y livrer corps et âme dans un de ces moments d'exaltation fié- vreuse qui effacent la raison. Sans doute les plaisirs de l'amour sont vivement désirés. Mais il est pru- dent de ne pas s'abandonner aveuglément à cette passion avant de savoir où elle peut conduire ; car l'amour a deux faces : l'une qui sourit, l'autre qui fait la grimace ; en d'autres termes il existe deux genres d'amour :

Au premier genre appartient l'amour timide, chaste, dévoué, constant, source de poésie, de beaux sentiments et d'actes héroïques. Cet amour, assez rare, est une bonne fortune, un bonheur, on pourrait dire c'est le souverain bien !

L'autre amour est emporté, fougueux, jaloux !... C'est un despote, un tyran capricieux qui veut qu'on lui obéisse quand même ! Cet amour est à redouter, à fuir ; car il ne vit que de fiévreux transports ; ses feux dévorent, consument et s'éteignent aussi vite qu'ils ont brûlé. Alors, dans les cœurs qu'a dévorés cet incendie, il ne reste plus que des cendres ; on pourrait ajouter : et pour les pauvres victimes que des yeux pour pleurer...

L'amour ne se commande pas, objecterez-vous ; on aime parce qu'on doit aimer. C'est vrai. Mais pourquoi ne serait-il pas permis à la sagesse et à l'expérience des parents de tirer un coin du rideau qui cache la vérité ? — On aime *parce qu'on doit aimer.* Mais si cet amour doit faire le malheur, le désespoir de la vie entière, ne serait-il pas insensé de lui obéir ? Non, non, ce n'est pas ainsi qu'on doit enseigner les jeunes personnes ; un pareil enseignement les conduirait infailliblement à leur perte.

Il y a des amours volages, des amours violents,

jaloux, homicides... et ces amours, il faut s'en préserver comme de la peste. Les jeunes personnes
dont le cœur a parlé pour un amour de ce genre,
doivent faire tous leurs efforts pour l'éteindre avant
qu'il n'ait promené ses ravages. Il vaut mille fois,
cent mille fois mieux éprouver le chagrin, la tristesse éphémère d'un amour rompu, brisé à sa naissance, que d'être désillusionnée et condamnée, pour
jamais, à une vie malheureuse, hérissée de chagrins, de honte et de cuisants regrets.

§ iv

HYGIÈNE MORALE DE L'AMOUR.

Lorsque deux jeunes cœurs se prennent d'amour
l'un pour l'autre, vouloir les empêcher de s'aimer
est chose aussi impossible que d'arrêter leurs battements. On peut les séparer, les expatrier, mais
toutes les rigueurs ne serviront qu'à attiser les feux
dont ils brûlent, car l'amour se développe et
grandit en raison des obstacles qu'on lui oppose.

La position et les exigences sociales, ainsi que
l'incompatibilité de caractère, mettent fréquemment
obstacle à l'union de deux jeunes amoureux. L'hygiène et la raison doivent, ici, réunir leurs efforts
pour démontrer à l'un et à l'autre l'impossibilité
d'un pareil mariage. Ces démonstrations seront

toujours faites avec douceur, et jamais violemment, ainsi que le pratiquent des parents irréfléchis; car violenter l'amour, c'est attiser ses feux. C'est donc, nous le répétons, avec douceur, avec prudence et persévérance, qu'on doit attaquer et combattrecet amour; c'est en se servant de ces armes qu'on a quelque chance de le vaincre; par la violence, ja-- mais!

Quand ces moyens sont impuissants, un mal-- heur est à craindre. Pour le conjurer, les parents de la jeune fille redoubleront de tendresse et d'é-- gards envers elle; jamais de paroles dures, de re-- proches, d'emportements! Des conseils affectueux, la douceur toujours! Et si, comme il arrive quel-- quefois, l'inclination contrariée développait une maladie de langueur ou une affection plus grave, il est urgent d'employer le seul remède qui existe : le mariage; sans lui, point de guérison.

Mais, hâtons-nous de le dire, les cas comme ce-- lui-ci sont des exceptions; le déplacement, les voya-- ges, une absence prolongée, et surtout les procédés, les attentions et bons conseils des parents finissent ordinairement par triompher de cette passion. La jeune fille, revenue de son égarement, arrachée à la fascination qui l'aveuglait, remerciera plus tard les auteurs de ses jours de l'avoir détournée d'une faute dont les funestes conséquences auraient eu la durée de sa vie.

J'ai quelquefois entendu dire à de jeunes personnes à qui l'autorité paternelle semblait lourde :

« Mes parents oublient que c'est pour moi et non pour eux que je veux me marier. Pourquoi refuser celui que j'aime et en désigner un autre qui m'est indifférent, et qui, bientôt, me deviendra odieux ? »

Hélas ! hélas ! dans leur folle passion ces jeunes filles oublient que leurs parents ont l'expérience des choses de la vie, et que cette expérience est un guide sûr qui trompe rarement. Si les enfants pesaient toutes les raisons qui ont déterminé leurs parents à un refus, ils acquerraient la conviction que leur détermination n'a pas été prise à la légère ; qu'elle est, au contraire, le résultat d'investigations minutieuses sur la famille et la position sociale de l'objet aimé, sur son caractère, sur ses goûts et ses penchants ; sur sa conduite antérieure et présente ; en un mot, sur tout ce qui concerne ses qualités physiques et morales.

Lorsque ces investigations sont au désavantage de l'individu ; lorsqu'elles ont fait découvrir un caractère jaloux, emporté, brutal, des goûts insensés ou dépravés, une mauvaise conduite et des penchants vicieux, une jeunesse dissipée, esclave des plaisirs ; une vie de théâtres, de casinos ou d'estaminets, etc., etc.; vous voudriez qu'un père qui aime sa fille plus que lui-même, qu'une mère qui sacrifierait tout pour son enfant, consentissent à la

4

livrer à cet être, poli au dehors, vicieux au fond, qui ferait nécessairement son malheur, qui lui rendrait la vie aussi triste, aussi amère qu'elle fut agréable et douce au sein de sa famille? Non, les parents se refusent à un semblable mariage, et ils ont cent fois raison.

Le devoir des parents est de veiller sur leurs enfants, de les détourner des piéges que l'amour peut leur tendre, et de les guider sans cesse dans la voie qui mène au bien. Et cependant, la jeune fille, aveuglée sur les défauts et les vices de celui qu'elle aime, n'aperçoit que ses bonnes qualités. C'est pourquoi elle accuse ses parents de rigueur et les rend solidaires de ses chagrins présents et des malheurs qui peuvent en être la suite. Hélas! la pauvre enfant, si elle se donnait la peine de réfléchir un instant à la tendresse et à la sollicitude des auteurs de ses jours, elle comprendrait que leur refus est une détermination suprême, dans son propre intérêt. Malheureusement, la passion est aveugle; on ne raisonne pas quand on aime.

Pendant toute la durée d'un paroxysme d'amour, la raison se tait, l'imagination, au contraire, se développe outre mesure et montre les objets sous des formes et des couleurs illusoires. On ne tient aucun compte des conseils donnés par l'expérience des parents, et l'on glisse sur les pentes riantes où l'amour vous entraîne; pentes fatales qui aboutissent à un gouffre sans fond... Voilà pourquoi l'amour mal placé amène tant de malheurs ; pourquoi on rencontre tant de cœurs ulcérés, atteints de blessures incurables, tant d'existences flétries à leur matin, tant de regrets superflus, tant de honte, de remords et de désespoirs !...

Oh ! si la jeunesse s'était laissé guider par l'expérience, par la sage prudence des parents, elle eût évité la chute qu'elle a faite et de laquelle elle ne se relèvera jamais ?

La jeunesse est folle, présomptueuse, opiniâtre dans ses désirs et faisant toujours à sa guise ; c'est la cause de ses malheurs. — L'amour n'a qu'un temps ; plus ses feux sont ardents, plus vite ils s'éteignent. Alors, les désillusions arrivent et, avec elles, les regrets, les chagrins, les larmes, et souvent le désespoir. Mais il est trop tard, le temps passé ne revient plus ; ce qui est fait est irrévocablement fait. La seule planche de salut se trouve dans le courage et la résignation.

La jeunesse ne doit jamais se livrer au désespoir ; malgré les orages du présent, elle peut espérer le calme dans l'avenir. Si le premier amour a été malheureux, on doit s'en consoler ; et si, par un grand bonheur, cet amour n'a pas abouti au mariage, il est très-probable qu'un autre amour, plus convenable et mieux assorti, fera oublier le premier et ramènera les beaux jours de la vie.

Nous venons de dire : *si par bonheur* le premier
amour n'a pas abouti au mariage, parce que, dans
la grande généralité des cas semblables le mariage
n'a pas eu lieu, et dans les cas exceptionnels où il
s'est contracté, il n'a pas été heureux. Un exemple,
pris entre mille, suffira pour le démontrer.

§ v

LES PREMIÈRES AMOURS.

Jours heureux de l'adolescence, jours aux
riantes illusions, où l'on savoure le bonheur de
vivre, où tout est parfum et poésie sur la terre;
où le cœur, libre encore, palpite néanmoins à la
vue de la beauté! Ces beaux jours d'innocence
passent trop vite!... Bientôt l'amour pénètre dans
le sein du pubescent, envahit tout son être et lui
révèle un bonheur jusqu'à ce jour ignoré.

Ce sont les yeux et le sourire d'une jeune fille
qui ont allumé ce rapide incendie dans son cœur.
Ému, étonné de ce qu'il éprouve, le jeune homme
abandonne les amusements de son âge, oublie ses
livres et ses amis pour ne penser qu'à celle dont
l'image le suit à toute heure, en tous lieux. Il n'a
plus qu'une idée fixe, celle de l'adorer : un seul dé-

sir, celui de la voir et d'en être aimé. Les distractions, les bruits de la ville lui deviennent importuns; il fuit la société pour aller rêver dans un lieu
solitaire.

— Oh! qu'elle est belle! que sa timidité est ravissante! s'écrie-t-il en soupirant; que de volupté
dans ses yeux et de charme dans son sourire! Quel
feu brûlant me dévore! Serai-je assez heureux pour
lui plaire, assez favorisé du ciel pour en être
aimé? Oh! si elle m'aimait, quelle ivresse! j'en
deviendrais fou!

C'est au milieu de cette effervescence des sens, de
cette exaltation de l'âme, que le jeune Émilien passait ses rapides journées. Et, dans ses rêves, c'était
toujours elle qu'il admirait, qu'il implorait! Pour
lui, cette jeune fille était la divinité à laquelle il
adressait ses vœux ardents et dont il subissait les
lois.

L'heure enfin arriva où la jeune fille, émue de
tant d'amour et de chastes adorations, lui donna sa
main à baiser.

Émilien porta convulsivement cette main adorée
à ses lèvres... Transporté, ivre-fou d'un si grand
bonheur, il tressaillit de la tête aux pieds, comme
s'il eût été galvanisé. C'était la première fois que
ses lèvres effleuraient l'épiderme velouté d'une
jeune vierge; la sensation profonde qu'il éprouva

4.

produisit un spasme général qui faillit le faire
évanouir... Cette violente émotion du premier
baiser ne devait plus se reproduire avec la même
intensité. Après le baiser de la main, on lui permit
le baiser sur le front ; puis sur la joue...

Ce fut pour glorifier ce dernier baiser, pour l'é-
terniser dans sa mémoire et dans celle de son
amante, que le jeune Émilien composa ces strophes :

BAISER D'AMOUR.

Baiser d'amour, caresse dévorante,
Soif de bonheur qu'on ne peut apaiser ;
Le cœur s'embrase à ta flamme puissante ;
Tout est parfum, ivresse délirante
    Au milieu d'un baiser.

Divin baiser de celle qu'on adore,
Rapide éclair qui vient électriser,
Ton feu sacré m'inonde et me dévore,
La vie échappe et l'âme s'évapore
    Au milieu d'un baiser.

Émilien et Aspasie s'adoraient de toutes les
puissances de leur être ; ils se répétaient sans
cesse, ainsi que le font tous les amants, que leur

brûlant amour aurait non-seulement la durée de la vie, mais qu'il traverserait les champs de la mort, pour reparaître dans l'autre vie, s'ils s'y retrouvaient ?...

Il y avait près d'une année que durait ce frais et premier amour, lorsque Émilien, qui venait de prendre le grade de bachelier, apprit, la veille au soir, que son père l'emmenait le lendemain à Paris pour y faire son droit. Il demanda quelques jours de retard pour se préparer et ne put les obtenir ; le départ était irrévocablement arrêté pour le lendemain : il fallait obéir...

Les deux amants trouvèrent le temps de se faire leurs adieux et de se jurer mutuellement une constance, une fidélité éternelle. Ils s'embrassèrent longuement, le cœur gros et les yeux humides... L'heure du départ avait sonné... Ils se séparèrent en s'embrassant encore.

Une correspondance très-exacte s'établit entre eux ; elle dura quelques mois... Leurs lettres, aussi brûlantes que leurs cœurs, semblaient les dédommager des privations de l'absence ; et toujours, toujours ! le serment de *fidélité, constance* terminait leurs lettres.

Six mois s'étaient écoulés sans que le jeune Émilien se fût laissé entraîner par les mille séductions de la capitale. Mais, hélas ! il devait bientôt succomber... Ses lettres devinrent plus

rares ; il écrivait une lettre pour quatre qu'il re-
cevait, et ne répondait que par des subterfuges
aux reproches qu'on lui adressait. Enfin, l'année
n'était pas encore écoulée, que, tout à fait lancé
dans les bals et casinos, l'étudiant en droit n'était
plus l'amoureux écolier de la veille. Au milieu des
nombreux et étourdissants plaisirs de la capitale,
il ne lui était pas difficile d'oublier ses serments.
Et la pauvre jeune fille, qui avait eu la naïveté de
croire à un amour sans fin, se désespérait de ce
changement. Néanmoins, elle fut assez heureuse
de trouver une amie sincère à qui elle conta ses
peines et qui la consola un peu, en lui prouvant
presque mathématiquement, que rien n'est plus
fragile que les serments d'amour ; que plus on les
renouvelle, plus on doit craindre leur oubli prochain.

La confiante jeune fille, désormais désillusionnée
sur les promesses de son amant, après des journées
de tristesse et des heures remplies de larmes, finit,
elle aussi, par oublier. L'amie expérimentée qui la
connaissait, lui prouva qu'un nouvel amour était le
seul remède pour cicatriser la plaie que le premier
amour avait fait à son cœur. Le conseil fut mis à
exécution et réussit complétement.

Cette petite historiette est à l'appui de cet
axiome : le premier amour est trop ardent, trop
fougueux, pour durer longtemps ; il s'éteint aussi

vite qu'il s'est allumé, et n'aboutit presque jamais
au mariage. C'est vraiment un bonheur qu'il en
soit ainsi, car on est trop jeune et trop inexpé-
rimenté pour se lier à perpétuité. Lorsque, par
exception, ces mariages ont lieu, l'expérience a
chaque fois démontré qu'ils tournaient mal (1).

(1) Nous ne saurions trop engager les jeunes filles à marier, et
leurs mères, à lire la *Philosophie du Mariage*, avant de river, *à
vie*, la chaîne conjugale. Elles trouveront, dans ce petit volume, des
études morales à leur portée.

CHAPITRE IV

MAUVAIS COTÉ DU MARIAGE INDISSOLUBLE.

LA LOI N'A QUE DES PALLIATIFS A OPPOSER
A L'ÉNORMITÉ DES MALHEURS D'UN MAUVAIS CHOIX.

Ce chapitre fournit un exemple frappant des désordres, des chagrins et des malheurs sans remède, qu'un mauvais choix entraîne à sa suite.

Le jeune Florimont, doué d'une riche organisation sanguine et d'un physique agréable, faisait une cour assidue à mademoiselle Eugénie B***, jeune et bonne fille de dix-huit ans. Les parents d'Eugénie, retirés des affaires, vivaient dans une honnête aisance et avaient promis une dot assez ronde à leur fille unique. Florimont adorait Eugénie et avait su s'en faire aimer. L'amour du jeune homme ressemblait à son caractère, vif, emporté, jaloux, volage... Pendant tout le temps qu'il fit sa cour à la jeune fille, le beau Florimont fut un modèle de douceur, d'amabilité et de tendre courtoisie ; il se montrait empressé, soumis, plein d'attentions et d'égards, toujours prêt à satisfaire les moindres désirs de sa future. Ainsi font tous les prétendants : ils ont grand soin de cacher leurs défauts et de ne se montrer jamais qu'entourés de bonnes qualités.

Les parents d'Eugénie, charmés des belles manières et des heureuses qualités de Florimont, l'acceptèrent pour gendre. Le mariage fut même avancé de quelques mois, d'après les désirs de la jeune demoiselle ; le jour où il se célébra fut un jour de fête pour la famille et les amis.

Lorsque les deux jeunes époux sortirent de la mairie pour se rendre à leur domicile, un murmure d'admiration s'éleva parmi la nombreuse société qui les accompagnait. Les hommes disaient : « Quel bonheur pour le mari de posséder une si charmante petite femme. » Les dames ne cessaient de complimenter Eugénie sur la bonne mine et les élégantes manières de son époux. Les jeunes demoiselles présentes jetaient un regard, à la dérobée, sur le beau Florimont et enviaient le sort de celle qui le possédait ; enfin, tous les invités considéraient ce mariage comme parfaitement assorti et devant porter les plus doux fruits... Hélas ! il devait en être autrement...

Les premiers mois se passèrent dans la joie et les plaisirs ; le mari ne tarissait pas d'amour et de caresses, d'attentions, de petits soins et d'égards pour sa femme ; c'était la *lune de miel* dans tout son éclat. Heureuse et maîtresse dans son intérieur, Eugénie s'applaudissait du choix qu'elle avait fait et remerciait le ciel de son bonheur.

A quelques mois de là, seule dans son appartement, la pauvre Eugénie soupirait douloureusement et ses yeux versaient d'amères larmes. Que s'était-il passé ?... Elle n'avait jamais voulu le dire ; mais une servante curieuse, entendant Monsieur qui se fâchait, dans la chambre de Madame, avait cloué son oreille à la serrure, et, pressentant que le mari maltraitait sa femme, tourna la clef et voulut ouvrir. Vains efforts !... la gachette avait été poussée, par précaution sans doute. Alors d'une voix retentissante, elle appela plusieurs fois madame : le bruit cessa aussitôt et le calme succéda à l'orage. Le mari étant sorti de mauvaise humeur, la servante entra et voulut interroger sa maîtresse. On lui répondit très-froidement. Néanmoins, elle insista, ajoutant qu'elle avait tout entendu.

Eugénie la pria, au nom de l'intérêt qu'elle lui portait, de ne point jaser , puisqu'il n'y avait rien eu entre elle et son mari.

— Pauvre chère dame, dit la servante avec compassion ; je me tairai, puisque vous l'exigez ; mais, croyez-moi, vous êtes trop bonne ; il ne .se conduirait point de la sorte avec moi, ajouta-t-elle en accompagnant ces mots d'un geste qui démontrait qu'elle repousserait la force par la force.

On apprit bientôt dans le quartier que M. Florimont délaissait sa femme pour des lorettes à la mode ; qu'il faisait des dépenses folles et n'avait aucun souci de s'afficher avec elles. Il fréquentait les cafés, casinos, bals publics ; se faisait toujours remarquer par son élégance, ses folles prodigalités.

Florimont était resté six mois fidèle à sa femme. Six mois de constance !... il regardait cela comme un tour de force dont il ne se serait jamais cru capable ; lui, le moderne Alcibiade, vainqueur de toutes les belles et jamais vaincu ; six mois de constance... ah ! c'était incroyable...

En effet, Florimont, doué d'une riche constitution sanguine, se trouvait instinctivement entraîné à l'inconstance. Pour lui, varier l'amour et les plaisirs était le seul moyen de rendre la vie supportable. Rien de sincère, rien d'affectueux dans son cœur ; ce qu'il promettait aujourd'hui il l'oubliait

5

demain, et cette perpétuelle inconstance se rencontrait dans tous les actes de sa vie. Un seul mobile le poussait : le plaisir! et pour y arriver, il s'inquiétait fort peu si les moyens étaient permis. Avec une telle organisation, cet homme ne pouvait que faire le malheur d'une épouse. Déjà il avait assez fortement écorné la dot d'Eugénie pour assoupir les dettes criardes que lui faisaient contracter ses maîtresses; loin de se modérer il se montrait toujours plus libéral, plus magnifique.

Cependant, depuis quelques jours ce mari viveur et dissipé semblait changer de conduite; il s'absentait rarement, restait des heures entières auprès de sa femme et avait pour elle les mêmes attentions, les mêmes égards qu'avant le mariage. Il lui demandait pardon de sa folle conduite, et, simulant les transports de son premier amour, il lui prodiguait les plus tendres caresses, les plus doux serments.

Trompée par ces apparences, l'innocente Eugénie rayonnait de joie et lui ouvrait les trésors de son cœur.... Hélas ! tout cela n'était qu'une infâme comédie ; l'hypocrite avait besoin d'argent et voulait obtenir la signature de sa femme, pour vendre une maison de campagne qui faisait partie de sa dot. Après mille détours, accompagnés de sourires, de gentillesses, on pourrait dire de platitudes, il aborda la question. Eugénie lui fit observer qu'elle ne pouvait vendre sans en avoir préalablement parlé à son père.

Cette réponse inattendue fit frissonner Florimont, il pâlit, et, la rage au cœur, jeta brutalement ces mots à la pauvre femme :

— Je le vois, Madame, vous ne m'avez jamais aimé ; votre amour était un mensonge. Si mon honneur ou ma vie exigeait de vous un sacrifice, vous le refuseriez !

A ces paroles, aussi dures que la voix qui les articulait, une larme roula sur les joues de la jeune femme ; elle voulut lui faire une observation, mais celui-ci l'interrompit brusquement :

— Votre signature, vous dis-je, ou ma mort ! choisissez ?...

Les traits de cet homme, hideusement contractés, annonçaient que la colère allait déborder et serait suivie d'un orage ?

— Mon Dieu ! mon Dieu ! soupira la pauvrette, ayez pitié de moi ?

— Ce n'est point de pitié dont il s'agit, cria-t-il, en la prenant violemment par le bras ; c'est votre signature qu'il me faut, ou je suis perdu !...

Eugénie, toute tremblante, prit la plume que ce misérable lui présentait ; elle allait signer, lorsque, levant les regards sur son mari, elle aperçut ses yeux flamboyer d'une fureur si sauvage qu'elle eut peur et laissa tomber la plume.

— Ah ! vous hésitez encore, proféra-t-il d'un accent à glacer d'effroi, vous préféreriez mon ignominie?... Mais vous n'aurez pas ce plaisir. Adieu pour jamais!...

Il ouvrait la porte pour s'échapper, lorsque la jeune femme se précipita sur lui pour le retenir ; elle l'implorait d'une voix suppliante, à genoux, les mains jointes. Ce fut en vain, il la repoussa si brutalement, si violemment, que la malheureuse alla tomber sur le parquet et se fit une profonde blessure à la tête ; l'infâme prit la fuite, sans même la regarder.

Quand Eugénie revint de son évanouissement, elle se trouva au milieu d'une mare de sang ; un caillot formé sur la blessure avait arrêté l'hémorrhagie. Elle eut la force de se lever et, seule, d'éponger le parquet, afin de faire disparaître les traces de la brutalité de son mari. Elle lavait ses cheveux et se disposait à dissimuler sa blessure sous un bandeau, lorsque son père entra.... Et, les bras ouverts, se précipitant vers sa fille :

— O mon enfant ! s'écria-t-il, ai-je à déplorer quelque malheur ?

— Non, mon père, répondit Eugénie d'une voix affaiblie.

— Je viens de rencontrer dans la rue ton mari, les cheveux en désordre, les yeux hagards, les traits altérés, marchant à pas précipités... Réponds-moi, chère enfant, est-il arrivé un accident auquel je puisse porter remède?

A ces derniers mots, il sentit la main de sa fille trembler, se glacer; puis la pauvre enfant chancela et s'évanouit dans les bras de son père.

La servante arriva en ce moment; la blessure s'étant rouverte le sang coula de nouveau.

— Vite! vite! un médecin! lui cria le père effrayé.

La domestique partit aussitôt et revint peu de temps après avec un homme de l'art.

Les premiers soins du docteur furent de tirer la jeune femme de son évanouissement: puis il sonda la plaie, qui n'offrait aucune gravité. Il rassura le père. tout ému, en lui disant que le huitième jour, en levant le bandage qu'il appliquait, la blessure serait complétement cicatrisée.

Quand ce tendre père se trouva seul avec sa fille, il la supplia de lui faire connaître la cause de sa chute et de son émotion; mais elle répondait toujours que ce n'était rien : un simple évanouissement l'avait fait choir et elle s'était blessée dans sa chute.

— Voyons, mon enfant, c'est ton père qui te parle, qui te prie; ouvre-lui ton cœur, dis-lui toute la vérité. A qui conteras-tu tes peines, si ce n'est à ton père qui t'aime plus que sa vie? Parle

5.

sans crainte, ma chère enfant, car tu n'as pas de meilleur ami sur terre.

Attendrie jusqu'aux larmes par la voix de son père qui l'aimait si tendrement, Eugénie s'élança soudain dans ses bras :

— Mon père ! s'écria-t-elle, oh ! je vous en supplie, ne me demandez pas ce qui s'est passé ; mon bon père, ne m'interrogez plus sur cet accident, vous me rendriez plus malade.

— Pauvre enfant, que de courage, de résignation et de grandeur d'âme dans ta conduite ! Oui, j'ai compris ce qui se passait dans ton cœur généreux ; tu veux excuser un misérable ; tu veux qu'on ignore à jamais son odieuse conduite. Cet homme-là, indigne du nom d'époux, s'est oublié au point de brutaliser sa femme... Oh ! c'est en vain que tu chercherais à me le cacher, j'ai deviné son infamie et ta noble discrétion.

En prononçant ces paroles, ce père, tremblant d'indignation, pressait les mains de sa fille, qui baissait la tête et gardait le silence.

— O ma fille ! ajouta-t-il, les liens qui t'unissaient à ce misérable sont aujourd'hui brisés !... La loi saura protéger ta faiblesse, et il te reste un père pour te diriger, pour t'aimer et te consoler.

Un mois s'était écoulé sans qu'on eût entendu parler de Florimont ; Eugénie était rentrée dans sa famille, et, malgré les soins empressés dont on l'entourait, ses traits conservaient toujours un air de tristesse qu'elle cherchait vainement à dissimuler. Cependant, lorsque seule, livrée à elle-même, elle réfléchissait à la conduite odieuse de son mari, le rouge de l'indignation lui montait au visage. Elle, si aimante, si dévouée, si faible, avoir été violemment repoussée et jetée sur le sol par l'homme qui lui devait reconnaissance et respect! Oh! en ce moment, le sentiment de sa dignité d'épouse se réveillait dans son cœur et faisait taire les facultés affectives. Après plusieurs jours d'une lutte pénible entre l'amour conjugal et la dignité personnelle, le premier succomba. Ce fut alors que, soutenue par la tendresse et l'énergique volonté de son père, elle prit une résolution suprême, celle de briser à tout jamais avec l'homme qui s'était dégradé, avili, en brutalisant sa femme.

La fuite de Florimont datait déjà de trois mois, lorsqu'un matin on reçut une lettre signée de lui, à l'adresse de sa femme; il s'excusait de son emportement et demandait à rentrer sous le toit conjugal. Cette lettre n'ayant pas obtenu de réponse, il en écrivit une seconde, dans laquelle il renouvelait les mêmes excuses, les mêmes prières.

Le père d'Eugénie se chargea de lui répondre en termes clairs et précis.

« Monsieur, lui écrivit-il, votre brutalité et votre mauvaise conduite ont rompu à tout jamais les liens qui vous unissaient à ma fille. Le but des lois du mariage est de donner un soutien, un protecteur à la femme, tandis que vous n'avez été que son tyran ; et si votre victime fût restée plus longtemps entre vos mains, peut-être seriez-vous devenu son bourreau !

« Monsieur, la justice est saisie d'une demande en séparation, pour sévices graves et conduite désordonnée ; cette séparation sera prononcée après le laps de temps exigé par la loi. Toutes vos démarches, toutes vos prières et vos humiliations pour obtenir un rapprochement resteront complétement stériles ; ma fille et moi en avons fait le serment solennel. »

Florimont resta stupéfait, atterré, à cette lecture ; il ne pouvait croire à tant d'énergie de la part d'une femme qu'il connaissait si faible et si timide. Il écrivit plusieurs autres lettres qui restèrent sans réponse ; il employa des tiers, s'humilia, rampa, fit mille bassesses qui ne servirent qu'à le faire mépriser. Alors, furieux de ces dédains, il cria, jura, tempêta. C'est toujours ainsi que font ces êtres méprisables qui n'ont de courage que pour maltraiter une faible femme ; car ces êtres si violents en apparence, selon l'expression triviale, baissent

pavillon devant la femme qui ne les craint pas.
Enfin, sa dernière et malheureuse ressource fut
d'écrire une lettre de menaces; ne pouvant atten-
drir le père, il voulut effrayer la fille.

Cette fois, ce fut un agent de police qui lui fit
réponse, en lui rapportant sa lettre; il l'invita sé-
rieusement à ne pas recommencer, s'il voulait éviter de très-graves désagréments.

Devant cette démarche imprévue, Florimont rou-
git et pâlit tour à tour. L'imprécation allait sortir
de sa bouche, lorsque tout à coup se ravisant, il dit
d'une voix hypocrite :

« Je vous prie de croire, Monsieur l'agent, que
l'exécution des menaces que j'ai faites n'a jamais
été dans ma pensée. Tous les moyens précédemment employés pour me réconcilier avec ma femme
ayant échoué, j'ai lancé cette lettre comme dernier
moyen; j'ai eu tort, je le confesse. Et maintenant,
qu'il est bien avéré que ma femme ne veut plus de
moi, il serait peu digne de ma part, je dirai même
insensé, d'insister; je vous donne donc ma parole
d'honneur qu'on n'entendra plus parler de moi. »

En effet, ce misérable ne pouvant plus habiter
une ville où tout lui rappelait ses méfaits et sa
déconfiture, quitta la France et alla dévorer sa
honte en pays étranger.

Ainsi fut brisé l'avenir de bonheur qu'avait rêvé
la confiante Eugénie. Hélas! dans notre société,

que de jeunes femmes lui ressemblent ! Cette histoire est particulièrement écrite pour vous, jeunes filles à marier. Défiez-vous des Alcibiades modernes, et pour être parfaitement éclairées sur le bon ou le mauvais choix d'un mari, lisez la Philosophie du Mariage, vous y apprendrez tout ce qui doit vous rapprocher ou vous éloigner de l'homme qui demande votre main.

CHAPITRE V

§ I

DES PLAISIRS OFFERTS PAR LE MARIAGE.

Le mariage est un contrat de deux êtres de sexes différents, pour porter en commun le fardeau des affaires de la vie, pour partager les divers plaisirs, pour échanger et confondre leurs moyens dans le but de perpétuer leur espèce : l'union de deux êtres sympathiques par leurs goûts, leurs penchants et leur moralité ; je dis leur moralité, car sans elle les plus brillantes qualités restent stériles ou deviennent funestes. L'histoire précédente en est la preuve convaincante.

Les mariages qui réunissent les qualités dont nous venons de parler sont généralement heureux ; l'espoir les embellit, le bonheur les accompagne, et les revers les fortifient en raison de la sympathie qui unit les époux et de l'estime qui les lie étroitement. Si l'amour, qui n'est pas indispensable au bonheur du mariage, a existé dès le début, ses feux s'apaisent peu à peu et font place à un attachement qui jette au cœur de profondes racines. La fréquence des communications, la communauté d'intérêts, le pouvoir de l'habitude resserre de plus en plus les nœuds du mariage, et il devient presque impossible qu'un cœur puisse désormais se dégager d'un cœur auquel il s'est depuis longtemps donné. Nous avons démontré, par une série de faits, dans notre *Philosophie du Mariage*, que sur cent *mariages d'amour*, quatre-vingt-dix-huit avaient mal tourné.

L'amour conjugal n'a besoin ni de mystères ni d'illusions; il brûle doucement, sans fièvre, sans délire; c'est un profond sentiment, une affection paisible, qui a pour cortége l'amitié, l'estime et le dévouement. Heureux, bien heureux! les mortels engagés dans de semblables liens; leur existence s'écoule semée de fleurs.

Que d'ineffables plaisirs dans un mariage bien assorti! comme les journées passent rapidement! Sans cesse occupés l'un de l'autre, les conjoints cherchent toutes les occasions de se prouver leur tendresse. Lorsque la femme, oubliant les douleurs de l'enfantement, s'écrie: JE SUIS MÈRE!!! Comprenez-vous tout ce qu'il y a d'amour, de bonheur et de fierté dans ces mots : JE SUIS MÈRE ! car la femme est heureuse et fière de posséder ce titre. La joie de l'épouse rejaillit sur le mari, qui, souriant à son premier-né, prodigue les plus tendres caresses à celle qui l'a rendu père.

§ II

AMOUR MATERNEL. — SES PLAISIRS.

L'amour maternel est le plus profond des sentiments de la femme ; c'est le plus généreux élan qui émane de l'instinct de reproduction. Contemplez cette jeune mère qui caresse son enfant ; que d'amour et de joie dans ses yeux ! que de tendresse sur ses lèvres ! tous ses traits rayonnent de bonheur. Les fatigues, les inquiétudes, les veilles pénibles de la maternité sont instantanément oubliées devant un sourire de l'enfant ; elle est si heureuse d'être mère !... Jamais, dans le cours de son existence, elle n'avait éprouvé un si grand bonheur. Quel courage et quelle force elle puise dans la vue de son enfant, cette jeune mère, attentive à prévenir ses moindres désirs, ses plus petits besoins ; elle les devine, va au devant, les satisfait, et son incessante sollicitude ne connaît ni bornes ni repos.

Telle est la jeune mère, tels sont les sentiments

6

et les instincts qu'elle reçut de la nature. Le mariage ouvre à la femme une vie nouvelle et donne l'attrait du plaisir aux plus rudes soins de la maternité.

§ III

AMOUR PATERNEL. — SES PLAISIRS.

Si les plaisirs de la paternité ne sont point les mêmes que ceux d'une mère, ils n'en sont pas moins vivement ressentis. L'amour d'un père pour ses enfants est un sentiment naturel, un instinct qui ne fait défaut qu'aux hommes dégradés moralement. N'est-ce pas un bien doux plaisir que de voir de charmants enfants bourdonner autour de vous comme les abeilles autour de la ruche? Ces jolis enfants qui quittent le cou de leur mère pour s'élancer dans vos bras, pour vous sourire, pour vous embrasser? Un jouet, une friandise que vous leur apportez excitent des cris de plaisir, des sauts, des gesticulations accompagnés d'un rire bruyant; ces voix aiguës, ces petites mains levées vers vous, tremblantes d'impatience, toutes ces naïves joies de l'enfance ne passent-elles point dans votre âme, ne vous émeuvent-elles pas jusqu'à l'attendrissement?... Et lorsque les enfants grandissent, quand ils se développent heureusement au physique et au moral,

quel bonheur de les guider, de les encourager au
bien, de les récompenser, de se mêler à leurs jeux,
de partager leurs innocents plaisirs! Oh! les douces
joies de la paternité valent bien les plaisirs fiévreux
de l'amour; les joies de famille sont pures comme
les objets qui les font naître, tandis que les transports de la passion amoureuse ne laissent que trop
souvent une cicatrice au cœur.

Le bonheur d'un père paraît moins à l'extérieur
que celui d'une mère; mais il n'en est pas moins
profond; le père éprouve une indéfinissable satisfaction de voir réussir ses enfants, et il leur est
d'autant plus attaché qu'il a été leur ami; son affection s'accroît en raison des soins qu'il leur a donnés.
Enfin, les enfants sont la consolation d'une âme
sensible; on oublie les infirmités de l'âge en se
voyant revivre dans les êtres qu'on a procréés.

Mais pour goûter et savoir apprécier à leur juste
valeur les nombreux plaisirs que fait naître, chaque
jour, une épouse et des enfants, il faut être père de
famille. L'homme marié qui n'a point d'enfant et
le célibataire restent complétement étrangers à ces
plaisirs.

CHAPITRE VI

SECTION PREMIÈRE.

CONSEILS HYGIÉNIQUES AUX PROCRÉATEURS.

Il n'est pas indifférent et pour la santé des procréateurs et pour la belle venue des êtres procréés,
de se livrer aux plaisirs de l'amour en tout temps
et à toute heure. Une série de curieuses observations faites sur cette matière en fournissent la
preuve convaincante. Les lecteurs qui tiennent à
leur santé, et les personnes mariées qui désirent
avoir de beaux enfants, sains de corps et d'esprit,
devront se procurer l'HYGIÈNE DU MARIAGE et lire
attentivement les chapitres qui traitent cette importante question; nous nous bornerons ici à es-
quisser rapidement quelques préceptes les plus
utiles.

§ I

ÉPOQUES DE L'ANNÉE LES PLUS FAVORABLES
A UNE BELLE PROCRÉATION.

C'est lorsque le soleil nous éclaire de ses plus doux rayons, lorsque avril pare les champs de verdure et de fleurs, lorsque les brises printanières nous caressent de leur tiède haleine, c'est alors que tous les êtres sont travaillés par l'instinct puissant de la reproduction, auquel l'homme essaierait vainement de se soustraire. C'est au milieu des parfums de la terre rajeunie que les postérités se renouvellent plus facilement.

L'autre époque de l'année la plus favorable au but de l'amour, c'est-à-dire à la fécondation, est pendant l'automne, après les dernières chaleurs. Les médecins et physiologistes de tous les temps ont observé que les grandes chaleurs, de même que les froids rigoureux, n'étaient pas favorables à une belle procréation; que les êtres engendrés à ces époques étaient généralement chétifs et à peine viables. Ainsi donc, c'est un devoir, pour les époux, de mettre à profit ces observations.

Les animaux n'ont qu'une époque dans l'année pour leur rapprochement; l'homme seul peut faire l'amour en tout temps et en toute saison. Ce proverbe est vrai quant au fait, mais il est déplorable quant aux résultats. L'observation suivante, tirée des *Annales des faits rares*, en fournira la preuve.

§ II

Les époux de Lor..., jeunes, bien constitués, exempts de tout vice héréditaire et jouissant d'une bonne santé, n'avaient pu, depuis dix années de mariage, conserver un seul enfant, et cependant madame de Lor... avait été six fois mère! Les enfants naissaient si frêles, si chétifs, qu'elle les perdait tous, à peine âgés de quelques mois. Plusieurs médecins furent consultés sur cet étrange malheur; ils pensèrent que le mal avait lieu pendant la gestation, et ordonnèrent, en conséquence, un régime et une règle de conduite à madame de Lor... pendant tout le temps de sa grossesse. Cette règle et cette conduite furent ponctuellement suivies par la dame, qui désirait ardemment être mère de famille. L'accouchement eut lieu à terme et naturellement; le nouveau-né était, en tout, semblable à ceux qui l'avaient précédé, et de même s'éteignit à trois mois.

Désespérée de ce triste état de choses qui l'affligeait profondément, madame de Lor... prit la ferme résolution de ne plus avoir d'enfants.

Nous ferons remarquer ici que les couches de cette dame s'opéraient toujours en août et en septembre, ou bien dans les mois de mars et d'avril, ce qui annonçait que la fécondation avait eu lieu en décembre ou en janvier, et, dans le second cas, en juillet et en août, les quatre mois de l'année les plus défavorables à une belle procréation.

Une circonstance fortuite ayant mis l'*Hygiène du Mariage* entre les mains de M. de Lor..., il lut attentivement les chapitres concernant la procréation humaine, et la théorie lui sembla si logique, si claire, qu'il en fit part à sa femme. Celle-ci voulut, à son tour, prendre connaissance des moyens indiqués dans cet ouvrage ; elle lut et relut plusieurs fois les passages qui avaient des rapports avec sa position, afin de s'en bien pénétrer.

Il ne fut pas difficile de convaincre madame de Lor..., elle qui nourrissait toujours l'ardent désir d'être mère de famille. Les deux époux exécutèrent donc les prescriptions hygiéniques détaillées dans l'*Hygiène du Mariage*.

Un heureux résultat couronna leurs désirs, le succès même dépassa leur attente. Le 15 janvier, neuf mois et deux jours après la fécondation, madame de Lor... mit au jour un bel enfant, bien portant et plein de vivacité. La mère voulut être nourrice et s'en acquitta avec cette vigilante sollicitude qui caractérise les bonnes mères. L'enfant

venait bien, aucune atteinte n'arrêtait sa croissance. A onze mois, il essayait ses petites jambes;
à quinze mois, il balbutiait le nom de maman; à
vingt mois, il souriait à sa mère, lui passait ses
petits bras autour du cou, faisait mille gentillesses;
c'était un enfant charmant! La mère heureuse remerciait le ciel d'un si grand bonheur. L'enfant
grandit, se développa plein de santé et d'énergie;
son intelligence ne resta pas en arrière et promit
un citoyen utile à son pays.

Cette observation démontre que rien n'est impossible à la nature, lorsqu'on sait la comprendre
et bien la diriger.

SECTION II

DANGERS DE SE LIVRER INTEMPESTIVEMENT AUX PLAISIRS DE L'AMOUR.

Parmi les causes qui occasionnent l'ébranlement
du système nerveux, on peut placer au premier
rang les plaisirs de l'amour. Cet ébranlement, auquel on a donné le nom de spasme vénérien, est
quelquefois si intense que la mort peut s'ensuivre.
Dans les annales de médecine, plusieurs cas de
morts semblables ont été consignés. Or, si ces plai-

sirs produisent un si violent effet sur l'organisme, ne serait-il pas de la dernière imprudence de s'y livrer sans réserve?

La sagesse et l'expérience vous disent : Soyez très-sobres de ces plaisirs, et ne les goûtez que dans des moments de calme physique et moral, c'est-à-dire en état de santé et lorsque tous les organes sont en repos.

Recommandations absolues. — Dans tous les cas de maladie, et même lorsqu'un seul organe souffre ou exécute péniblement ses fonctions, l'acte sexuel sera strictement interdit, car alors il aggraverait le mal.

Il est imprudent de s'y livrer après avoir mangé, surtout après un repas copieux. Au moment de la digestion, l'estomac devient un centre de forces vitales ; si l'on dissémine ces forces ailleurs, la digestion languit, s'arrête, et une grave indigestion est à craindre.

A la suite de travaux physiques ou intellectuels fatigants, après une longue course, une marche forcée, le corps a besoin de repos pour réparer les pertes qu'il a faites. Les plaisirs de l'amour sont alors intempestifs ; ils ne peuvent qu'ajouter à la fatigue.

Gardez-vous de sacrifier à l'amour après de fortes émotions, ou lorsqu'une passion violente a ébranlé trop violemment votre organisme, tels qu'un accès de fureur, de colère, de frayeur, de désespoir, etc., etc. Les conséquences de ce plaisir non-seulement pourraient vous être funestes; mais le seraient encore aux êtres engendrés.

Lorsque vous vous livrez à ces plaisirs, ne les prolongez jamais au delà des bornes que prescrit la nature. L'abus, ici plus particulièrement, est toujours nuisible à la constitution.

Après avoir goûté ces plaisirs, l'excitation nerveuse qui se fait sentir dans tout l'organisme, nécessite un repos absolu. Mettre aussitôt en action le système musculaire, c'est se préparer des lassitudes pour plus tard.

Les positions anormales, gênantes que font prendre l'attaque ou la défense, l'occasion fortuite, le lieu, la crainte d'être surpris, etc., sont toujours défavorables et peuvent rendre ces plaisirs très-nuisibles. Le mal n'a pas lieu de suite, mais il n'est que différé. On est jeune et vigoureux, on ne prête aucune attention à ces petits détails qu'on traite de futilités, on commet chaque jour des imprudences en ce genre. C'est très-fâcheux, car on s'en ressentira plus tard. Cette nombreuse cohorte de malaises, d'indispositions, d'infirmités et de tristes maladies qui accompagne et afflige l'âge de déclin, n'a souvent pas d'autre cause que ces excès. Puisse cette lecture inspirer aux jeunes lecteurs plus de réserve dans ces plaisirs.

Les êtres qui vivent incessamment sous l'influence génitale deviennent peu à peu impropres à tout travail sérieux. Les facultés intellectuelles perdent leur énergie, leur aptitude, et le cervelet, organe de l'amour physique, se développe outre mesure. Toujours dominés par la pensée de satisfaire leur appétit brutal, ces êtres-là deviennent dangereux ou tombent au-dessous de la brute. La société les fuit et les abandonne à leur honte.

Les vrais plaisirs, les seuls que puisse goûter un honnête homme, sont les plaisirs permis et autorisés par les lois. C'est dans le mariage qu'il cherche et trouve un bonheur d'autant plus vif qu'il est partagé par celle qui lui donna sa main et son cœur.

Nous ne saurions trop répéter à nos lecteurs d'éviter les excès vénériens, et de faire leur profit, s'il y a lieu, des préceptes que nous venons d'exposer.

Nous terminerons le présent chapitre par l'observation suivante à laquelle a donné lieu un jeune homme que l'abus de ces plaisirs précipita dans la tombe. Ce fait est contemporain.

§ I

Maxime Dub..., jeune homme appartenant à une famille aisée, et qui donnait les plus belles espérances, eut le malheur de perdre son père pendant qu'il faisait son droit à la Faculté de Paris. Il était alors âgé de vingt-quatre ans. Rentré dans ses foyers pour régler ses affaires de famille, il repartit pour la capitale après les avoir terminées.

Parmi les connaissances de Maxime se trouvaient deux jeunes gens vicieux qui, connaissant sa fortune et ses goûts pour le plaisir, s'attachèrent à lui, se firent ses complaisants et ne tardèrent pas à le rendre semblable à eux.

On commença par faire des petits dîners, des parties de campagne, en compagnie de femmes libres; puis vinrent les soirées, les orgies, où l'on réunissait ce que le beau sexe de la capitale avait de plus mal famé. Maxime, l'amphitryon de ces soupers, se montrait toujours le plus ardent champion de l'orgie. On le flattait, on le comparait à Hercule, et pour ne pas être au-dessous de la comparaison, il se livrait à des excès à tomber sur place.

Mais la fortune et la santé ne pouvaient durer longtemps avec une conduite pareille. Il y avait à peine six mois que Maxime fêtait la vie, ainsi qu'il

le disait, qu'une grande partie de son patrimoine
était vendu et sa santé profondément altérée. — Ses
forces épuisées ne servaient plus ses désirs, aussi
fougueux qu'au premier jour. Les excès amoureux
avaient délabré sa constitution et jeté son corps
dans un état voisin du marasme. Son visage os-
seux, presque livide, montrait deux orbites creux
dans lesquels brillaient, parfois, des yeux qui s'é-
teignaient soudain. Une complète calvitie avait
dénudé la moitié de son crâne. Ses forces s'étaient
retirées de ses membres décharnés; son corps était
usé, voûté; sa démarche incertaine et sa voix che-
vrotante dénotaient une caducité prématurée, une
fin prochaine.

En effet, Maxime s'étant un jour vu, par hasard,
dans une glace, fut effrayé de son image; les excès
avaient tellement ravagé ses traits, qu'il était
méconnaissable à lui-même.

— Les plaisirs m'ont dévoré! s'écria-t-il, plus
d'espoir de revenir à la santé; je suis descendu
trop bas pour pouvoir remonter. Il y a six mois à
peine que je fête l'amour, et déjà je suis un
vieillard!... vieillard à vingt-cinq ans!... c'est
à ne pas y croire, et cependant c'est la réalité...
Finissons-en avec la vie, qui m'est à charge, et
qui me serait bientôt une honte, un supplice...

§ II

Maxime fit, en conséquence, les préparatifs d'une dernière soirée, invita tous ses amis, toutes ses maîtresses et celles de ses amis; il fit décorer son salon comme pour une fête, l'orna de pots et de guirlandes de fleurs. Il commanda un souper dont tous les mets étaient irritants et de haut goût; fit venir les vins les plus alcooliques et des liqueurs incendiaires à corroder l'estomac.

Le jour de la réunion arrivé, tous les invités s'empressèrent de se rendre chez Maxime, où les plaisirs licencieux étaient permis.

Cette soirée fut digne du mourant qui la donnait; jamais orgie ne fut plus échevelée, plus fougueuse. Les vins et les émanations alcooliques avaient embrasé les cerveaux; des cris aigus, rauques, discors se croisaient; des défis se portaient; on entendait des éclats de rire à faire trembler; puis des jurements, des imprécations, des grincements de dents, des bruits de l'enfer... Des bouteilles, des verres brisés, des vêtements déchirés, des corps chancelants qui cherchaient un appui; d'autres qui tombaient en poussant un râlement sourd. Enfin c'était l'ivresse à son plus haut degré, l'ivresse furieuse qui, après avoir brûlé de son souffle incan-

descent ces jeunes débauchés, les avait ensuite ter-
rassés, jetés sans mouvement sur le sol.

La matinée était très-avancée lorsque plusieurs
convives se réveillèrent, les yeux éraillés, les paupières gonflées, les lèvres pendantes, portant sur
leurs traits fatigués le honteux stigmate de la débauche. Ils interpellèrent leurs compagnons d'orgie, leur criant qu'il faisait grand jour. On trouva
l'amphitryon couché en travers sur une courtisane.

—Hé ! Maxime, s'écrièrent ses amis, tu t'ou-
blies aujourd'hui; allons, debout! le soleil est au
milieu de sa course.

Mais point de réponse. Maxime restait immo-
bile.

On lui prit les mains pour le réveiller, elles
étaient glacées.

On s'empressa de le relever.... il était mort!...

CHAPITRE VII

PLAISIRS SOLITAIRES — LEURS DANGERS

SECTION PREMIÈRE.

De tous les vices qui dégradent l'espèce humaine, il n'en est pas de plus honteux, de plus funeste; car, non-seulement il détruit, en peu de temps, les forces physiques, mais il étend encore ses ravages sur les facultés intellectuelles; il rabaisse l'être humain au-dessous de la brute, étouffe en lui tout sentiment généreux et le rend inutile à la société. Si, donc, nous venons à parler de ces habitudes dégradantes, c'est pour en démontrer les dangers et la honte; c'est pour avertir du sort affreux qui les attend les malheureux adonnés à ce vice, et les arrêter, s'il est encore possible, sur les bords de l'abîme qui doit les engloutir.

L'un et l'autre sexe offrent des exemples de ce vice qui, d'après plusieurs observateurs, serait plus fréquent chez les jeunes filles. Hélas! les malheureuses abrégent chaque jour leur existence et ne tardent pas à succomber de consomption, si l'on ne parvient à les arracher à cette triste passion.

On reconnaîtra facilement les sujets adonnés aux plaisirs solitaires, en observant leur physionomie et leur conduite. D'abord, un affaiblissement très-visible de l'intelligence, perte de la mémoire, timidité excessive, pusillanimité, poltronnerie, stupidité, quelquefois la folie!... sont le triste partage des honteuses victimes de l'onanisme. Ensuite le physique offre les signes suivants : pâleur persistante, maigreur, affaissement des forces, tremblement nerveux, haleine fétide; plus tard, surdité, spasmes, phthisie, consomption... et, enfin, la mort!...

C'est, nous le répétons, parmi les jeunes filles qu'on rencontre plus fréquemment les exemples déplorables de cette passion. Les médecins qui les ont observées en donnent pour raison, d'abord le développement du système génital de la femme qui semble dominer l'organisme entier; en second lieu, la jeune fille, menant une vie plus sédentaire que le garçon, a moins d'occasions d'être distraite de sa funeste passion. Nous ne pouvons que tracer

7.

ici le tableau des affreux ravages que promène ce vice dans la constitution humaine ; nous renvoyons le lecteur, pour les détails, à notre *Hygiène du Mariage,* où sont consignés des faits de cette nature, presque incroyables.

§ I

DÉSORDRES ORGANIQUES CAUSÉS PAR LES PLAISIRS SOLITAIRES.

Ces désordres sont *directs* ou *sympathiques,* c'est-à-dire les premiers affectant directement le système génital, et les seconds se manifestant sur des organes plus ou moins éloignés.

Au nombre des désordres directs, chez la femme, on range :

La destruction de la virginité ;

La dilatation du canal vulvo-utérin ;

Le relâchement de la membrane muqueuse qui tapisse ces parties, d'où résultent les flueurs blanches, plus ou moins abondantes et fétides ;

L'irritation et la débilité de l'utérus, d'où les dérangements de la menstruation ;

Les hémorrhagies utérines ;

Les vapeurs hystériques ;

Le relâchement du canal de la vessie, d'où l'incontinence d'urine ;

La stérilité ;

Les pertes abondantes qui ruinent très-rapidement la santé, détruisent les forces, amènent bientôt le marasme et la mort !...

Les désordres sympathiques se manifestent par la flétrissure des seins, l'affaiblissement des forces digestives, d'où les digestions pénibles, les indigestions, les vomissements, les gastrites chroniques ;

L'irritation chronique des poumons, les catharres, l'asthme, la phthisie ;

L'affaiblissement du cerveau et de tout le système nerveux, d'où naturellement il résulte :

Une dégradation intellectuelle ;

La morosité, l'ennui, le dégoût de la société ;

Une stupide indifférence ;

Un air hébété ;

La perte de la mémoire ;

La conception difficile ;

L'obscurcissement des idées, etc., etc.;

La débilité musculaire, d'où la lenteur et la difficulté des mouvements, — paresse, — fatigue douloureuse, affaiblissement général ;

Maigreur du corps entier ;

Flaccidité de la peau des diverses régions ;

Pâleur livide;

Rides précoces;

Orbites creux; yeux presque éteints;

Enfin, anéantissement des forces physiques et morales, atonie de tout le système, somnolence... mort!...

Telles sont les terribles conséquences des plaisirs solitaires. Veuillez jeter les yeux sur le tableau des affreuses maladies qui vous accableront bientôt, jeunes filles entachées de ce vice, si vous ne cessez, dès aujourd'hui, de vous y adonner. Songez donc aux désastres que nous venons d'énumérer. Hélas! que de maux, que de tristesses et de regrets vous vous préparez! D'abord, cette fraîcheur, cette teinte rosée du visage, cette fermeté des chairs, votre embonpoint, tous vos charmes enfin, disparaîtront pour être remplacés par une teinte livide, par la flaccidité, les rides précoces, une faiblesse générale et une affreuse maigreur. Vous serez hideuses, repoussantes, ô vous! jeunes filles, qui devriez être fêtées, encensées, adorées. Pourquoi vous dégrader, vous avilir et vous perdre?

Si, pour votre malheur, vous ne tenez pas compte de mes conseils, votre avenir est perdu sans retour. Au lieu d'une jeunesse brillante, entourée d'hommages et d'adorations, au lieu d'un prochain mariage qui vous eût apporté le bonheur et la consi-

dération due aux mères de famille, vous ne trouve-
rez, hélas! sur votre route, que tristesse et regrets,
que la honte et l'abandon. Bientôt vos forces épuisées ne serviront plus vos membres; vous tomberez
sur un lit de douleurs, d'où vous ne sortirez que
pour être jetées dans la tombe.

Puisse cette lecture, ô jeunes filles! en vous ins-
pirant l'effroi de votre position, couper dans sa racine le vice qui vous dégrade et vous dévore. Alors,
s'il n'est pas trop tard, des soins éclairés, une alimentation spéciale (voyez notre *Hygiène alimentaire*), des exercices physiques, des distractions et
des voyages ramèneront la force vitale dans vos
corps exténués ; le coloris de la santé reparaîtra sur
vos visages blêmes, un feu nouveau rallumera vos
yeux presque éteints et, avec votre beauté, avec vos
charmes vous retrouverez la douce espérance et la
gaîté de votre âge. Alors, pour vous renaîtront les
beaux jours de la vie, et vous remercierez le ciel
de vous avoir arrachées à la fin la plus triste, la
plus affreuse qu'on connaisse, à *la mort par consomption*.

§ II

Et maintenant à vous ! jeunes adolescents, jeunes éphèbes, qui avez eu le malheur d'être entraînés aux plaisirs solitaires par des corrupteurs ; vous ignorez certainement les funestes conséquences d'un vice que réprouve la nature et la société. Sachez-le bien, jeunes gens, chaque fois que vous vous y livrez, c'est un lambeau de votre santé, de votre vie, que vous arrachez ; ce sont vos forces physiques, vos aptitudes intellectuelles, votre avenir que vous perdez ! Regardez votre corps comme il est débile, vos membres comme ils sont fluets, décharnés ! et vos yeux presque éteints s'enfonçant dans leurs caves orbites, et cette teinte livide qui a remplacé sur vos joues le coloris de la santé ! Regardez-vous donc dans une glace, vous resterez stupéfaits, effrayés ! Les joies de votre âge, la folle gaîté, la pétulance, l'amour des jeux bruyants et des exercices musculaires vous ont abandonnés ; vous vivez isolés et fuyez la société de vos camarades ; déjà vous marchez courbés comme des vieillards ! Hélas ! hélas ! malheureux adolescents ! la tombe est béante sous vos pas ; elle vous engloutira si vous ne déracinez promptement ce vice honteux, qui a déjà peut-être creusé de profondes racines. Voyons, jeunes gens ! relevez la tête ; faites

un suprême effort, oubliez à jamais ces jours de
honte et d'égarement. Retournez à vos camarades,
à vos jeux, à votre gaîté bruyante. Songez que vous
allez être bientôt des hommes! que vous avez des
parents qui s'enorgueillissent de vos moindres succès; que vous avez une patrie qui vous comblera
d'honneurs, en revanche des services que vous lui
aurez rendus.

SECTION II

HYGIÈNE PHYSIQUE ET MORALE A OPPOSER AUX PLAISIRS SOLITAIRES.

Les parents et les instituteurs vigilants aper-
çoivent facilement sur le visage des coupables les
signes de leur honteuse habitude. Dès qu'ils en auront acquis la certitude, ils doivent mettre en action
tous les moyens possibles, mais avec prudence et
douceur, pour les corriger; car la violence, les punitions ne feraient qu'irriter ces jeunes sujets sans
apporter le remède.

Parmi les moyens à employer, il y en a de
deux sortes : les moyens physiques et les moyens
moraux.

Les moyens moraux sont les plus nombreux et
jouissent souvent d'une grande efficacité, surtout
lorsqu'ils frappent l'imagination, développent un

sentiment de crainte et réveillent l'amour-propre.

On démontrera d'abord au jeune sujet que tout le monde peut connaître son défaut; qu'il est écrit sur son visage et dans ses yeux cernés. Que, loin de le plaindre, on le maltraite. Qu'on évite son approche, qu'on dit, en le voyant: Fuyez cet être vicieux et gardez-vous bien de le laisser avec d'autres jeunes sujets; car il les corromprait, les contagionnerait! Fuyez-le, et laissez à la mort le soin de prendre bientôt sa victime.

Si le rouge de la honte colore un instant le visage du jeune homme ou de la jeune fille, vous avez réussi ; de ce moment ils ont renoncé au vice qui les dégradait.

Un autre moyen à mettre en usage, pour les jeunes filles, c'est de leur répéter souvent qu'elles étaient jolies, fraîches à ravir, qu'on faisait l'éloge de leur beauté, que le jour n'était pas éloigné où elles auraient été entourées d'adorateurs; tandis qu'aujourd'hui elles sont laides et fanées à faire peur! qu'on les regarde avec pitié, souvent avec dégoût; que loin d'être l'objet de mille caresses, de mille prévenances, ainsi que les jeunes demoiselles de leur âge, on les évite, en s'en éloigne comme si elles étaient atteintes d'une maladie contagieuse. Si l'on peut leur faire comprendre que c'est une grave et amère humiliation pour elles, d'être ainsi rejetées de tout le monde, tandis qu'elles pourraient revenir à la santé et à la beauté en renonçant à leur vice ; si l'on peut les persuader qu'elles ne tarderaient pas à éclipser celles qui leur jettent leur injurieuse pitié, et qu'alors, celles qui les dédaignent aujourd'hui seraient jalouses de les voir redevenues belles et entourées d'hommages ; ce moyen, employé avec récidive et opportunité, a toutes les chances de succès.

Les autres moyens peuvent se résumer dans les suivants :

Interdire strictement la lecture des romans, la vue des gravures et peintures nues. Les théâtres où se jouent des pièces amoureuses ou légères devront également leur être interdits ; ainsi que tous les excitants moraux de quelque nature qu'ils soient.

Les jeunes personnes entrées dans l'âge de la puberté, sont beaucoup plus impressionnables que les jeunes garçons ; douées d'une exquise sensibilité, elles ressentent plus vivement l'aiguillon de l'amour et des désirs. Du moment où elles manifestent de l'inclination pour l'autre sexe, si elles sont nubiles, il est de toute nécessité de les marier, et sans retard ; le mariage anéantira leur vice secret. Si, au contraire, la jeune fille qui se sent attirée vers l'homme n'est pas encore nubile, le plaisir solitaire est à craindre. Les parents devront redoubler d'attention et écarter de leur enfant toutes les causes capables d'enflammer son imagination.

8

Les distractions, les parties de campagne, les voyages, les exercices physiques, la gymnastique sont d'excellents moyens à opposer aux plaisirs secrets.

RÈGLE ABSOLUE. — Toutes les fois qu'une jeune fille nubile laisse paraître quelques signes du feu intérieur qui la dévore, c'est un devoir, mais un devoir sacré pour les parents, de lui trouver un mari.

SECTION III

ALIMENTATION DES SUJETS ADONNÉS AUX PLAISIRS SOLI-
TAIRES, AFIN DE LES RAMENER A LA SANTÉ.

1° Nourriture douce et restaurante de laquelle seront exclus les viandes noires, les poissons à chair rouge, le café, le vin, les épices, les sucreries et les aliments venteux.

2° Avant l'heure du coucher, une légère collation composée de mets ou de fruits rafraîchissants.

3° Éloigner de leur régime tous les aliments indigestes, ainsi que les boissons excitantes.

4° Le chocolat de bonne qualité et bien fabriqué est un excellent aliment, de facile digestion; ses propriétés analeptiques le rendent très-précieux dans cette circonstance. Nous avons été témoin de ses bons effets dans un cas presque désespéré de pros-

tration de forces et de maigreur voisine du marasme. Le chocolat était administré deux fois par
jour, le matin et le soir, tantôt à l'eau, tantôt au
lait, selon le désir du malade. Après vingt jours de
son usage, le malade n'était plus reconnaissable,
tant la restauration de son corps exténué avait été
rapide. Mais, pour arriver à ce résultat, il faut du
chocolat préparé avec des sucres et des cacaos de
premier choix, ainsi que le fabrique la COMPAGNIE
COLONIALE, dont les chocolats sont sans rivaux (1).

(1) A l'appui de notre opinion, nous ne pouvons mieux faire que
de citer le rapport suivant, rédigé par des médecins de la Faculté
de Paris :

« Appelés à visiter l'Établissement spécial que la COMPAGNIE
« COLONIALE a fondé à Passy pour la fabrication des Chocolats,
« nous nous plaisons à reconnaître qu'il répond, par ses disposi-
« tions extérieures et intérieures, à toutes les conditions d'hygiène
« et de salubrité indispensables pour un établissement de cette
« nature.

« Un examen attentif des procédés de fabrication que nous avons
« suivis dans les moindres détails, nous a laissé la conviction que
« tous les efforts ont été tentés pour perfectionner un produit qui
« tient, par ses qualités éminemment bienfaisantes, une importante
« place dans l'alimentation.

« Il nous a été facile de constater que les méthodes défectueuses,
« trop souvent employées dans cette industrie, ont été remplacées
« par des procédés nouveaux, à la hauteur des progrès de la
« science; que les soins les plus éclairés sont apportés dans les
« opérations délicates de cette fabrication; que tout enfin concourt
« à la supériorité des produits que cet Établissement offre aux
« consommateurs, soit au point de vue de leur goût à satisfaire
« soit au point de vue plus sérieux de leur santé. »

5° Toujours, ou du moins autant que possible, on devra les soumettre à un léger exercice physique, une demi-heure avant le repas.

6° De temps à autre, à des intervalles plus ou moins éloignés, on leur procurera le plaisir d'un dîner ou d'un déjeuner à la campagne, sur l'herbe, en plein air, si la saison et le temps le permettent. En hiver, cette partie pourra se faire chez un restaurateur. Les distractions et le changement de nourriture, procurés par ces petits extras, produisent toujours de très-bons effets.

§ III

RECOMMANDATIONS DIVERSES, D'UNE UTILITÉ RECONNUE.

On ne laissera coucher les jeunes gens des deux sexes, qu'après leur avoir fait prendre un exercice musculaire poussé jusqu'à la fatigue et lorsqu'ils offrent les signes du besoin de dormir, de manière que le sommeil arrive presqu'aussitôt qu'ils sont couchés.

Leur lit sera plutôt dur que mollet, et ne devra jamais être chargé de couvertures. Les édredons sont proscrits.

On les fera lever aussitôt qu'ils seront éveillés,

Leurs vêtements seront légers, amples et jamais trop chauds.

On évitera de les laisser se chauffer au foyer, au poêle, et même au soleil.

Pour les jeunes filles, on se gardera bien de leur permettre l'usage de la chaufferette.

Enfin, on écartera d'eux toutes les causes, toutes les circonstances physiques et morales propres à exciter leur imagination et à réveiller leur funeste penchant.

§ IV

CONSEILS AUX MÈRES.

Un moyen que nous leur signalons comme très-efficace pour prévenir le vice en question, c'est de surveiller, de diriger, dès le bas âge, les habitudes du sujet. A cette époque de la vie, il est facile de corriger, de redresser les mauvaises habitudes, les habitudes vicieuses, et de développer les bonnes habitudes.

Les habitudes vicieuses ne seront pas supprimées tout d'un coup ; leur suppression sera lente et insensible, comme le fait la nature dans ses opérations. On favorisera toujours le développement des bonnes habitudes chez les jeunes sujets, telles que les habitudes du travail, de l'exercice, des occupa-

8.

tions actives, qui sont la sauvegarde de l'innocence
et l'entretien de la santé.

La pénible tâche que nous nous étions imposée
pour traiter cette question, étant terminée, nous
faisons des vœux pour que cette lecture ne reste pas
stérile.

CHAPITRE VIII

DES PLAISIRS OFFERTS PAR LA FEMME.

§ I

Harmonieux assemblage de courbes séduisantes, de lignes délicates et de suaves contours, la femme est, de l'avis des artistes, l'être le plus gracieux, le plus charmant qu'ait produit la nature ; elle est au-dessus de tous les êtres vivants par les richesses et les perfections de la forme ; rivale de l'homme par l'intelligence, elle lui est supérieure par les qualités du cœur.

Divin mélange de grâces, de beautés, de pudeur et d'amour, la femme est à la fois le plus parfait ouvrage du Créateur, la mère de la famille humaine, l'ornement et la gloire de la création. Quel être

assez sauvage pourrait rester indifférent devant
tant de perfections physiques et morales (1).

La femme est, pour l'homme, une nécessité ; sans
la femme, point d'amour, point de famille, et par
conséquent, absence de bonheur et de tout plaisir.
De combien de sollicitude et d'égards elle devrait
être entourée, cette adorable créature, qui se donne
tout entière à l'homme ; qui se dévoue pour lui et
ses enfants ; qui partage sa fortune et ses revers ;
qui double ses jouissances et adoucit ses chagrins.

Oui ! pour tout homme qui a du cœur, la femme
doit être considérée comme un inappréciable trésor
de modestie, de grâces, d'amabilité, de dévouement
et d'amour. En reconnaissance de ces précieuses
qualités, l'homme ne devrait-il pas lui vouer toute
sa vie un culte d'adorations et de respect ?

De ce qui précède, concluons que plus l'homme
aura de sollicitude et d'amour pour la femme, plus
la somme des plaisirs que celle-ci lui apportera sera
considérable ; car la femme est reconnaissante des
attentions qu'on a pour elle, reconnaissante jusqu'au dévouement ! Soyez bien sûr qu'elle mettra

(1) Voyez la *Physiologie des Trente beautés de la Femme*, intéressant ouvrage où la femme, appréciée à sa juste valeur, puisera
une foule de connaissances dont elle tirera grand profit. La lecture
de cet ouvrage portera également une heureuse influence sur
l'homme, qui y apprendra à connaître l'inappréciable trésor d'un
cœur de femme.

en pratique tous les moyens qui sont en son pouvoir pour rendre heureux celui qu'elle aime et qu'elle estime.

§ II

Les plaisirs que nous offre la femme affectent à la fois l'âme et les sens. Les charmes de son esprit, la douceur de son caractère et les heureuses qualités qu'elle possède sont la source de nos plaisirs moraux ; les attraits de son corps et les grâces qui l'accompagnent toujours, réjouissent nos yeux, et sont les instruments de nos plaisirs physiques. Tous nos sens peuvent être impressionnés par la femme ; mais, c'est particulièrement les sens de la vue, de l'ouïe et du toucher qui sont le plus souvent affectés.

C'est avec les yeux qu'on admire les mille beautés de la femme, qu'on caresse les contours de ses formes élégantes ; qu'on suit, avec bonheur ses mouvements gracieux, ses attitudes, sa marche légère, et les moelleux balancements de sa jolie taille.

C'est avec les yeux qu'on lit dans ses regards le bonheur qu'elle vous promet, et qu'on s'enivre de son charmant sourire.

Ce sont les yeux, enfin, qui vous font découvrir les mille et un attraits que la nature s'est plu à répandre sur elle ; qui vous font apprécier ses charmes, voilés par la pudeur, mais assez apparents pour qu'un œil amoureux en devine la perfection.

Le sens de l'ouïe développe des sensations non moins agréables que celles produites par les yeux. Les sons flûtés d'une voix de femme plaisent toujours ; ses doux accents passent rapidement de l'oreille au cœur. Est-il une sensation plus exquise que celle qu'on éprouve au moment où, baissant les yeux, ses lèvres laissent tomber sur vous une parole d'amour?... Alors , toutes les facultés sensorielles sont plongées dans une délicieuse ivresse ; on n'a plus qu'un seul désir, celui d'entendre répéter encore cette émouvante parole... Mais, pour savourer un si grand plaisir, il faut être jeune et amoureux !

Et, lorsqu'une voix de femme parcourt légèrement les modulations d'un chant sympathique ; lorsque ses notes, tantôt éclatantes et rapides, tantôt lentes et voilées traduisent les diverses situations de son âme , les autres sens se taisent , et l'oreille recueille avec avidité cette ravissante mélodie. C'est sous la magique influence d'une voix qui fait vibrer les cordes les plus sensibles de son être, que le poëte amoureux s'écrie :

Chante, chante, jeune sirène,
Ta voix enivre tous mes sens ;
Elle est plus douce que l'haleine
Des doux Zéphyres du printemps.

A mon oreille attentive et charmée,
Tes doux accents apportent le bonheur ;
Répète encore, ô femme bien-aimée
Ces chants d'amour qui pénètrent mon cœur !

Le timbre de la voix, chez la femme, est généralement d'une pureté, d'une douceur qui flattent le sens de l'ouie. — Beaucoup de femmes doivent à cette qualité, le plaisir qu'elles font éprouver à ceux qui les écoutent ; un timbre rude, au contraire, est un vice qui éloigne d'elles beaucoup de personnes et qui nuit à leurs succès. — Une jolie femme affligée d'une voix désagréable perd la moitié de ses charmes, et par conséquent de ses adorateurs. C'est pour ce motif que les parents devraient rectifier, dès le bas âge, les imperfections vocales de leurs enfants, par une gymnastique et des exercices indiqués dans notre HYGIÈNE DE LA VOIX.

Le sens du tact est délicieusement affecté par une douce main de femme qui vous caresse. Est-il rien sur la terre de plus suave, de plus enivrant que le baiser de la femme qu'on aime ?..

Le *Toucher* est matériellement considéré comme le sens par excellence ; il est le siége des douleurs et des voluptés physiques. Les individus qui n'ont pas assez de volonté pour résister au funeste penchant qui les entraîne vers ces plaisirs, usent promptement leurs forces et leur vie ; et si la mort ne vient brusquement les surprendre, on les voit, vieillards avant l'âge, traîner une existence accablée d'infirmités.

Telle doit être et telle est la triste fin des individus qui méprisent les conseils de l'expérience et de la raison.

CHAPITRE IX

DES ABERRATIONS OU EGAREMENTS DE L'AMOUR.

Les passions humaines sont sujettes à des aber—
rations plus ou moins bizarres : l'amour est,
peut-être, la passion qui offre le plus de singu—
larités dans ses égarements. Tantôt il se manifeste
avec énergie et prend, en peu de temps, des
proportions qui inspirent des craintes, quelquefois
l'horreur !... Tantôt il couve en silence, n'ose se
montrer ; mais, l'occasion venant à se présenter,
il brise ses entraves, éclate et se produit au grand
jour. Dans la généralité des cas, cette passion n'a
pour but que la jouissance physique, ce n'est qu'ex-
ceptionnellement qu'elle revêt la forme platonique.
C'est alors que se manifestent chez certains individus, des aberrations bizarres, monstrueuses,
et parfois criminelles. Alors, c'est la passion portée

9

à la démence, à la frénésie! Les sujets qui en sont atteints deviennent un objet d'horreur et d'effroi; la société, justement alarmée, exige qu'on les enferme afin de sauvegarder les mœurs.

Les aberrations vénériennes affectent diverses formes, depuis la plus légère, dont les signes diffèrent peu de l'amour sensuel, jusqu'à la forme la plus hideuse : l'*irritation génitale*, et l'*utéropathie*.

La première, spéciale à l'homme, comprend le *priapisme* et le *satyriasis*; affections des plus graves, qui se terminent le plus souvent par la folie ou la mort.

La seconde, propre à la femme, comprend l'*hystérie* et l'*utéropathie*, maladies également graves, mais qui offrent des chances de guérison.

Entre ces deux extrêmes on a observé une foule d'aberrations plus ou moins frappantes, dont la PHYSIOLOGIE DU MARIAGE explique la cause et les effets (nous renvoyons les lecteurs à cet ouvrage).

Parmi les aberrations qui, sans porter atteinte à la santé, n'en sont pas moins des perversions de l'appareil nerveux, sensoriel, on cite les goûts les plus étranges, des instincts de brute. Nous nous abstenons de donner des exemples de ces aberrations bizarres, dans la crainte de soulever le dégoût de plus d'un lecteur.

Par opposition, on trouve des individus d'un rigorisme choquant pour la plupart des femmes;

c'est chez eux une manie. Ils ne considèrent que le côté défectueux de la femme et se plaisent à signaler les infirmités inhérentes à leur sexe. Ces individus ne comprennent la femme que parfumée, poncée, épilée; ils ne comprennent l'amour qu'au milieu du luxe et des parfums, sur le duvet, le velours et les dentelles. Toutes les femmes, hormis quelques rares exceptions, sont fanées, moisies, repoussantes. Ils ont horreur des Junon, des Danaé; Vénus même n'est pas à l'abri de leur critique. Ces gens-là aussi sont bien voisins de la folie.

Il existe des aberrations de ce genre relatives à la taille, à l'enbonpoint, à la couleur, etc. Tel adore une femme de haute stature; tel autre n'aime qu'une petite femme. Quelques-uns raffolent des femmes grasses, obèses; quelques autres n'estiment que les maigres et se passionnent pour les phthisiques. Il en est qui recherchent les femmes à carnation rutilante; d'autres, au contraire, s'éprennent des visages pâles, étiolés, couleur feuille morte.

On n'en finirait pas si l'on voulait relater les nombreuses anomalies de cette nature. Au milieu de cette confusion de goûts et de penchants, de ces égarements plus ou moins bizarres, on doit s'estimer très-heureux d'appartenir à la classe opposée, qui considère la femme comme une des merveilles de la création.

On rencontre des individus pour qui l'amour est la principale occupation ; ils n'ont d'autre pensée que celle des plaisirs vénériens , et sont sans cesse à la recherche des moyens de les satisfaire. Néanmoins, ils ont assez d'empire sur eux-mêmes pour ne pas effaroucher la morale, et pour ne lâcher la bride à leurs penchants grossiers que dans l'ombre et le mystère. L'irritation génitale qui domine ces individus doit être combattue dès le début ; car, si on lui laisse prendre racine, elle devient chaque jour plus inquiétante, et finit par conduire au *satyriasis* le malheureux qui en est atteint.

Mêmes conclusions pour la femme ; l'*hystérie* et l'*utéropathie* s'emparent de celles qui, au lieu de réprimer leurs désirs sensuels, leur appétit vénérien, s'y livrent avec emportement.

Il est vrai que, pour perpétuer les êtres vivants, la nature a mis un irrésistible attrait dans les plaisirs de la reproduction. Mais, chez les animaux ces plaisirs n'ont lieu qu'une fois par an. Dans l'espèce humaine ces plaisirs sont goûtés en toutes saisons, parfois trop fréquemment, ce qui est un abus d'autant plus dangereux qu'il est plus souvent répété.

Que les sujets d'un tempérament amoureux se pénètrent bien des avertissements suivants, sages, sincères et nullement exagérés :

Si la sensation vénérienne est trop longtemps

soutenue, il en résulte de graves désordres nerveux. On cite même plusieurs exemples de morts
subites, d'apoplexie foudroyante et de convulsions
mortelles. La violente tension que cet acte a pro-
voquée dans tout l'organisme et la perte énorme
de fluide nerveux qu'il occasionne jettent l'économie dans une prostration de forces dont le
système musculaire est le premier atteint. Or, ces
plaisirs, trop fréquemment goûtés, attaquent les
sources de la vie, ruinent le tempérament, détruisent les forces physiques et les facultés intellectuelles.
L'individu qui vit incessamment sous l'empire de
cette sensation devient un être nul, misérable; il
est à jamais perdu pour la société.

SECTION PREMIÈRE.

SATYRIASIS.

Cette effrayante et hideuse affection dépend de
plusieurs causes; d'abord un tempérament avec
prédominance génitale, c'est-à-dire des organes
développés à l'excès et incessamment excités par
une imagination lubrique; l'empire de l'instinct
brutal sur la raison; enfin l'irritation morbide
du système nerveux de l'appareil générateur et
du cervelet. Le sujet qui vit sous l'influence d'une

9.

ou de plusieurs de ces conditions, marche à grand pas à la folie érotique, ou *satyriasis*, affection des plus graves, qui se termine généralement par la mort.

Parmi les observations recueillies sur cette question, nous citerons la suivante :

Le jeune Amédée Re....., d'un tempérament nerveux-sanguin, avec prédominance génitale bien caractérisée, s'était, dès le bas âge, livré aux plaisirs solitaires; sa forte constitution et la stricte surveillance dont il était l'objet de la part de ses parents, conjurèrent les funestes effets de ces plaisirs. Mais, dès qu'il fut sorti de la maison paternelle pour embrasser une carrière, ses funestes penchants se développèrent avec une intensité qui devait, plus tard, lui devenir funeste. Toujours dominé par la sensation brutale, Amédée s'adonna aux courtisanes, fréquenta les lieux mal famés, se vautra dans l'ordure et se fit renvoyer de la place qu'il occupait.

Vers cette époque son père mourut : le fils abruti reçut cette nouvelle avec indifférence, pour ne pas dire autre chose ; il se hâta d'aller recueillir son héritage, et revint dans la capitale se livrer sans réserve à ses honteux penchants. Quelques années lui suffirent pour dévorer sa fortune, et avec elle sa jeunesse, sa santé !

Après avoir englouti en débauches tout son

patrimoine et n'ayant plus rien à donner à ses maîtresses, le malheureux tomba dans le dernier degré
d'abjection... Mais les femmes perdues qu'il
harcelait sans cesse eurent horreur de sa passion
et le chassèrent. Alors, ne sachant comment satisfaire ses désirs effrénés, il se mit à rôder la
nuit dans les lieux déserts de la capitale, au milieu
des démolitions, des décombres, où se cachent parfois les misérables courtisanes sans asile. Il atta-
quait les femmes isolées, les ouvrières attardées
qu'il rencontrait.

Cette infâme conduite ne pouvait durer longtemps ; la police de nuit l'arrêta et le conduisit en
prison. Le même jour de son arrestation le malheureux satyriaque offrit de si violents symptômes de
fureur génitale, qu'on fut forcé de le garrotter ;
ensuite on le transféra dans un hôpital de fous.

Gardé à vue, dans une espèce de cage dont il
mordait les barreaux, il vécut quelques semaines
en proie aux effrayants transports du satyriasis. Ses
yeux flamboyants sortaient de leurs orbites, sur sa
tête ses cheveux se dressaient comme ceux d'une
méduse ; sa bouche écumait, et ses traits, hideusement contractés, simulaient un sourire diabolique.
Enfin, ses forces épuisées l'abandonnèrent tout à
coup ; il tomba sur le sol en poussant un râlement
sourd, et fit de vains efforts pour se relever ; un
moment après il s'éteignit au milieu d'une affreuse

et dernière convulsion. Ce fut un spectacle horrible à voir; le gardien même, homme dur et insensible, en frissonna d'horreur !...

Cette observation démontre l'influence du tempérament dans le triste tableau que nous venons de tracer. Nous indiquerons plus loin les moyens à employer pour modifier la constitution génitale du sujet, réfréner ses penchants et abattre l'ardeur qui le dévore.

SECTION II.

ÉROTISME PAR EXCÈS DE CONTINENCE.

Les excès *en moins* de même que les excès *en trop* sont toujours préjudiciables à la santé ; parce qu'ils rompent l'équilibre qui existe entre les diverses fonctions. Chaque organe du corps est une des pièces nécessaires à l'admirable machine humaine ; lorsque la fonction d'un organe est supprimée ou même retardée, un trouble, plus ou moins profond, se fait sentir dans toute la machine ; or, une fonction étant dévolue à chacun de nos organes, gardons-nous bien d'en supprimer la marche ! Le simple bon sens nous dit que c'est une déplorable aberration de l'esprit, que c'est une folie de vouloir enfreindre les lois de la nature ; la vraie sagesse consiste dans l'usage modéré des choses de la vie et non dans leur stricte privation.

Les annales de médecine contiennent, sur ce sujet, une foule d'observations auxquelles on pourrait donner l'épithète d'*effrayantes*.

La forme de cet ouvrage ne permettant point de les citer, nous renvoyons le lecteur à notre *Hygiène du mariage*.

SECTION III

FOLIE ÉROTIQUE.

Le satyriasis, que nous venons de décrire, spécial à l'homme, prend le nom de nymphomanie chez la femme. Ces deux affections reconnaissent les mêmes causes et les ravages qu'ils promènent dans l'économie offrent peu de différence.

Les causes prédisposantes, en général, se rencontrent dans un tempérament bilioso-sanguin ; dans la vue et les lectures de choses obscènes ; dans la fréquentation d'êtres vicieux, adonnés aux plaisirs vénériens, etc.

L'appareil génital de la femme étant beaucoup plus étendu, la nymphomanie prend quelquefois des proportions effrayantes ; on est forcé de lier, de garrotter les malheureuses qui en sont atteintes,

afin de prévenir de graves accidents ; car, semblables aux bacchantes de l'antiquité, elles déchireraient
par lambeaux les hommes qu'elles rencontreraient.
Fort heureusement pour la société, cette forme
de la nymphomanie, arrivée à son plus haut degré
d'intensité, est des plus rares ; les sujets ou guéris-
sent par une révolution dans le tempérament, ou
meurent au milieu des transports de la fièvre
érotique.

La nymphomanie offre une foule de nuances dont
quelques-unes sont à peine sensibles ; ce n'est que
dans certaines occasions et le cas échéant, qu'elle se
manifeste chez quelques femmes ; souvent encore la
pudeur, la honte réprime leurs élans ; elles ne satis-
font leurs désirs que dans l'ombre du mystère.

D'autres fois, mais plus rarement, la nymphomanie se présente sous les formes les plus hideuses et
à un degré d'intensité qui laisse peu d'espoir de
guérison. Les malheureuses appartenant à cette ca-
tégorie entrent en convulsion à la vue d'un homme ;
les traits de leur visage sont tirés, contractés par
un rire effrayant ; leurs yeux lancent des étincelles ;
leurs membres craquent, s'agitent avec violence ;
leur voix s'échappe de leur gosier brûlant, tantôt
rauque, voilée, et tantôt perçante, aiguë, semblable
à un son métallique.

SECTION IV.

FOLIE ÉROTIQUE INTERMITTENTE.

Nous avons connu une fille de vingt-trois ans qui offrait les contrastes les plus singuliers de lubricité, de pudeur et de honte. Pendant la crise nympho-maniaque, qui avait lieu chaque mois et durait cinq à six jours, elle devenait la proie d'une insatiable salacité.

Vers la fin du cinquième ou du sixième jour, le paroxysme vénérien tombait, et le calme reparais-sait dans cette organisation incendiée par les dé-sirs. Alors, cette pauvre fille, honteuse et repen-tante de ses déportements, versait d'amères larmes et marchait toujours les yeux baissés, craignant qu'on ne lût sur son visage le vice honteux qui la dégradait.

Malgré les nombreux moyens sédatifs et anti-vénériens qu'elle ne cessait d'employer, ses désirs se réveillaient aussi violents, aussi fougueux le mois suivant. Ce triste état de choses dura deux années. Vers cette époque, le hasard voulut qu'elle se sentît enceinte; ce fut pour elle un bon-heur; car, du jour où les signes de sa grossesse se manifestèrent, la passion érotique s'éteignit

subitement. Aucun désir, pas la moindre vel-
léité vénérienne ne vint troubler le cours de
sa grossesse. Menant une vie très retirée, elle
s'applaudissait chaque jour de l'heureux changement opéré dans son tempérament. Arrivée à
terme, elle mit au jour un enfant du sexe féminin.
L'amour maternel s'alluma dans son cœur ; une
vie nouvelle commença pour cette jeune femme,
qui consacra tous ses instants aux doux soins de la
maternité. Elle chérissait d'autant plus son enfant qu'il était de père inconnu, et l'élevait avec
une sollicitude sans égale. Jamais, depuis qu'elle
était mère, elle ne ressentit l'aiguillon de son
ancienne passion. La hideuse maladie qui l'avait
si longtemps dégradée , s'était complétement
évanouie devant ses nouveaux devoirs.

Bien souvent, hélas! lorsque, involontairement,
elle jetait un regard sur le passé, son front se char-
geait de tristesse, et sur ses joues roulait une larme ;
sa poitrine se gonflait de soupirs au souvenir de ce
passé douloureux qui l'écrasait de son poids. Mais
bientôt, pensant à son enfant, elle secouait la tête,
chassait ces noires idées, et allait retremper son
courage dans les caresses de sa jolie petite fille.

Cette chère enfant grandit en beauté et en sagesse, car sa mère ne cessait de lui donner l'exemple d'une vertu austère. Qu'elle était heureuse cette
tendre mère de donner les premières leçons de lec-

ture à sa fille ; c'était la *Morale en action* qu'elle choisissait de préférence, parce qu'elle y trouvait d'excellents et de beaux exemples, pour donner comme modèles à la jeunesse et propres à la diriger dans la voie du bien.

Cette femme courageuse et résignée vit encore ; elle conserve sur ses traits l'empreinte d'une profonde tristesse ; le sourire vient rarement se promener sur ses lèvres ; elle vit dans la retraite, sevrée de tous plaisirs... Elle expie son passé.

Telles sont, en résumé, les diverses affections érotiques pouvant affliger l'un et l'autre sexe. Le seul conseil que nous ayons à donner, est celui de s'adresser à un médecin éclairé dès les premiers signes de la maladie ; il n'y a pas de temps à perdre ; il est urgent de l'attaquer dès son début ; car elle étend rapidement ses ravages sur l'organisation et marche souvent à une terminaison funeste.

SECTION V.

CONSEILS HYGIÉNIQUES CONTRE LES ABERRATIONS DE L'AMOUR PHYSIQUE.

La préservation des maladies que nous venons de décrire, nécessite un concours de moyens, de

précautions et de persévérance ; ce n'est qu'en les
attaquant ainsi qu'on peut parvenir au but désiré.

La première indication est de combattre la prédominance générale à l'irritation, lorsque toutefois
cette irritation ne s'est pas encore déclarée dans les
organes génitaux. Ces maladies dépendent généralement du tempérament et de l'organisation du
jeune sujet ; c'est pourquoi les parents doivent étudier les penchants et la conduite de leurs enfants ;
dès qu'ils ont reconnu l'existence de la prédisposi-
tion, ils iront immédiatement consulter un médecin.
Les instituteurs devront prendre les mêmes précautions pour leurs élèves pensionnaires.

Les principaux moyens que fournit l'hygiène
pour combattre l'irritation génitale se résument
dans l'alimentation et la gymnastique. On commence par soumettre le sujet à un régime alimentaire basé sur l'état de sa santé et de ses forces : s'il
est vigoureux, on le nourrira de viandes blanches,
de féculents, de laitages, de légumes herbacés et
de substances pauvres en sucs nutritifs. Les vins,
liqueurs, thé, café seront proscrits ainsi que toutes
les boissons excitantes. L'eau rougie, les limonades
et autres boissons rafraîchissantes lui seront ordonnées, — Si, au contraire, le sujet est frêle, débile,
on lui prescrira les consommés de viande, les rôtis
de bœuf, de veau, de poulet, les œufs, et particulièrement le bon chocolat, tel que le fabrique, sans

adultération, la *Compagnie Coloniale*. Pour boissons, l'eau rougie, l'eau sucrée aromatisée, les in-
fusions légèrement toniques et non stimulantes,
comme celle de camomille, celle de tilleul et de
feuilles d'oranger, etc., etc.

Ensuite, comme puissant auxiliaire de l'alimentation, la gymnastique s'offre la première. Les divers exercices du gymnase devront être pratiqués
journellement et avec persévérance. La danse,
l'escrime, les jeux de balle, de paume, de billard,
et en général tous les jeux qui exigent le déploiement des forces physiques, sont indiqués, dans le
but de répartir sur le système musculaire du tronc
et des membres la vitalité que les organes génitaux possèdent en trop. Enfin, les longues promenades dans les champs, la chasse en compagnie, et
s'il est possible, les travaux d'agriculture ou d'horticulture, sont des exercices dont on retirera de
bons effets.

Lorsque tous ces moyens, toutes ces précautions
sont restés stériles ; quand le sujet a grandi avec
les mêmes penchants érotiques, c'est à la médecine
qu'il faut avoir recours, parce qu'alors l'hygiène
n'est plus que l'auxiliaire du traitement mé-
dical.

Après les saignées, les boissons rafraîchissantes
et débilitantes que prescrit la médecine pour abattre l'irritation, vient le régime alimentaire, qui est

d'un grand succès. C'est, en effet, au moyen du régime alimentaire, dirigé avec intelligence, qu'on obtient des résultats presque incroyables. On peut, non-seulement enrayer et chasser les maladies, mais encore changer la constitution du sujet, opérer la métamorphose complète de son être. Cette importante question a été traitée, dans notre Hy- GIÈNE ALIMENTAIRE, avec la clarté et la précision indispensables pour être mise à la portée des gens du monde ; nous renvoyons donc le lecteur à cet ouvrage, où sont détaillés et analysés tous les genres d'alimentation :

Régime pour engraisser.

— pour maigrir.

— pour emmuscler.

— pour arrêter le développement de tel ou tel organe, etc., etc.

CHAPITRE X

HYGIÈNE DES PLAISIRS DE L'AMOUR

§ 1

Les plaisirs de l'amour goûtés avec modération pendant toute la période virile, ne sont nullement nuisibles au corps ; c'est une fonction qui s'exécute, de même que les autres fonctions de l'économie, et qui concourt au maintien de la santé. Les excès vénériens, au contraire, minent la constitution, usent promptement les forces, altèrent la santé et prédisposent à de tristes maladies.

La folle jeunesse qui se livre avec emportement aux énervantes voluptés de l'amour, ignore que chaque excès, en ce genre, est une grave atteinte portée à son tempérament et à ses facultés intellec-

10.

tuelles. Il est des jeunes gens sottement présomp-
tueux qui se vantent à leurs amis de pouvoir renouveler un des travaux d'Hercule !... Forfanterie
qui aboutit toujours à une vieillesse prématurée.
Les insensés !... Ils ignorent les regrets qu'ils se
préparent.

Lorsque l'âge est venu d'exercer ses fonctions viriles, le meilleur parti serait de se marier, pour la
grande généralité des jeunes gens. Mais il en est
autrement; le mariage ne se contracte que très tard,
et, le plus souvent, ce n'est pas le désir d'avoir des
enfants qui met l'homme en quête d'une femme ;
c'est la dot..... Pendant le laps de temps qui s'écoule
entre la puberté et le jour du mariage, la nature a
des besoins qu'elle fait sentir, et l'on va chez
les courtisanes, ou l'on prend des maîtresses ;
nous ne saurions trop conseiller aux jeunes gens
d'être sobres de ces moyens extrêmes. La vérité
de ce proverbe est désormais reconnue : la bourse
et la santé s'usent vite avec les maîtresses ou les
courtisanes.

Les courtisanes sont à redouter sous le double
rapport de la vénalité de leurs caresses et des maladies qu'elles peuvent cacher. Appartenant à tous
les hommes qui les paient, ces femmes peuvent vous
inoculer cette terrible maladie qu'on nomme la *sy-
philis !* Malheur à celui qui en est atteint, car le vi-

rus ne borne pas ses ravages à son organisation tout entière, il se transmet encore aux enfants ; c'est le funeste héritage qu'il leur léguera.

O jeunes gens ! gardez-vous des courtisanes, fuyez-les comme un foyer d'infection ; car, pour une foule d'individus, le jour où ils ont franchi le seuil d'une maison de prostitution, a été pour eux un jour de deuil et de douleurs. Ne méprisez pas ce conseil, croyez à mon expérience ; la honte et les regrets suivent toujours les heures de débauche. Enfin, pour que vous preniez en horreur ces lieux de perdition, lisez attentivement ce qui suit.

§ II

M. Alphonse Du..., âgé de vingt-quatre ans, appartenant à une famille aisée, avait embrassé la carrière commerciale comme le meilleur moyen d'arriver promptement à la fortune. Il était alors premier commis dans un des premiers magasins de la capitale. Très-apprécié de son patron pour ses qualités morales et son aptitude aux affaires, il était également estimé et honoré de tous les commis placés sous ses ordres.

Depuis quelques années, Alphonse vivait avec une femme, et il avait mis tant de discrétion et de secret dans ses rapports qu'ils étaient complétement ignorés de tout le monde. A la suite d'une brouillerie avec sa maîtresse, il passa huit jours sans aller la voir. Pendant cet intervalle, il fut entraîné par des amis, à la suite d'un dîner, dans une maison de prostitution. Il en sortit hélas! avec le germe d'une maladie qui devait empoisonner son existence.

Un médecin fut consulté et lui promit une prompte guérison; mais la guérison tardait toujours; après deux mois de traitement le mal empirait au lieu de diminuer. Les glandes se tuméfièrent, les cheveux tombaient par poignées, sa peau se couvrit de pustules... La médecine restait impuissante à arrêter ces ravages. Quelques mois plus tard, les os des jambes se couvrirent d'exostoses douloureuses; ses dents déchaussées sortirent de leurs alvéoles; il perdit le peu de cheveux qui lui restait et devint chauve...

Alors, désespéré, le pauvre Alphonse ne savait plus à quel saint se vouer, lorsqu'un de ses amis le conduisit chez une sommité médicale. Ce savant éclairé et d'un diagnostic sûr, ne cacha point au malade, la gravité de son état.

— Vous venez bien tard, ajouta-t-il, après l'avoir minutieusement exploré; néanmoins, si vous avez assez d'énergie et de volonté pour suivre strictement, pendant des mois, des années peut-être, le traitement et le régime que je vais vous tracer, on peut refaire votre constitution délabrée et vous pouvez encore espérer une guérison tardive !

Alphonse promit tout ce qu'on exigeait de lui et fut assez fort pour tenir sa promesse. La guérison fut longue, bien longue à venir. Enfin, après dix-mois d'un régime sévère, il se crut débarrassé du virus qui l'infectait.

Depuis quelques mois déjà, Alphonse songeait à se marier ; il avait trouvé la femme qu'il lui fallait ; mais, ses scrupules ne lui permettaient pas de con-tracter mariage sans l'avis de son médecin. Il alla donc lui demander s'il n'y avait aucun danger d'in-fection pour la personne à laquelle il s'unirait ?

Le médecin lui répondit sagement :

— Monsieur Alphonse, puisque vous avez eu as-sez d'énergie et de persévérance pour vous sou-mettre à un régime si prolongé, ayez aujourd'hui assez d'empire sur vous-même pour différer de deux années votre mariage. Ce laps de temps suf-fira, je le crois, pour renouveler votre organisation et vous donner les chances d'une guérison com-plète. Il ne faut pas faire tout pour vous, il faut aussi penser aux enfants, et n'oubliez pas que vous avez à craindre l'hérédité de votre maladie, c'est-à-dire sa transmission à vos enfants.

Alphonse frissonna, pâlit à ces derniers mots ; il se soumit, sans murmure, à ce long retard, et ne se maria qu'après les deux années révolues.

Son premier enfant vint très-bien jusqu'à l'âge de deux ans ; vers le vingt-sixième mois il fut tout à coup atteint d'une ophthalmie purulente, semblable à celle qui avait assailli son père. L'ophthalmie, traitée dès le début, fut guérie; mais le mal se porta sur l'oreille ; après la guérison de celle-ci, ce fut le tour de la bouche... La malheureuse petite créature resta chétive pendant toute son enfance, malgré les soins intelligents dont elle était entourée.

Son second enfant offrit à peu près les mêmes symptômes que le premier, un peu moins graves cependant. Sa constitution resta également faible et chétive.

Désolé, navré de ce triste état de choses, le père résolut de ne plus avoir d'enfants, pour ne pas avoir la douleur de les voir supporter les conséquences de sa faute.

Le malheureux Alphonse qui avait acquis, par son travail, une fortune assez considérable, fut privé des douceurs de la paternité. Sa morale austère lui interdisait de procréer des enfants qui auraient le droit de l'accuser un jour des amertumes de leur existence.

Il s'attrista, devint taciturne, et ne cessa de maudire ce jour néfaste où, poussé par sa mauvaise étoile, il avait franchi le seuil fatal d'une maison exécrée. Toujours assiégé par des regrets, son ca-

ractère prenait une teinte de plus en plus sombre ;
il fuyait la société et déplorait, à tous moments, sa
misérable destinée. Il vécut ainsi quelques années,
et finit par mourir de chagrin !...

Ce fait et cent autres analogues, valent-ils la
peine qu'on y regarde à deux fois, avant d'exposer
sa santé, son bonheur et sa vie avec une courtisane ?
Qu'en pensez-vous, lecteurs ?

§ III

Nous résumerons ici quelques préceptes hygiéniques concernant les plaisirs de l'amour, et renver-
rons le lecteur, qui désirerait savoir davantage, à
notre *Hygiène du Mariage*, où la question hygiénique est traitée avec les développements qu'elle
mérite.

Le moyen le plus efficace pour conserver longtemps son aptitude aux plaisirs de l'amour, se
trouve dans la sobriété de ces plaisirs.

Ne jamais abuser de ses forces viriles, car les
abus en ce genre épuisent rapidement le corps et
retentissent encore sur le moral. Économiser le
plaisir c'est le moyen de le doubler, de le rendre
plus vif.

On ne doit pas se livrer aux plaisirs de l'amour
après les repas ; le spasme qui les accompagne peut

troubler la digestion, et donner lieu à des suffoca-
tions, à des défaillances, même à l'apoplexie... '

Après une longue course, ou des exercices physiques fatigants, on doit également les proscrire,
parce que la fatigue qu'ils occasionnent ne peut
qu'accroître la fatigue générale.

Toutes les fois qu'un organe de l'économie souffre,
lorsqu'on éprouve du malaise ou qu'on est malade,
ces plaisirs doivent être strictement interdits.

Les désirs violents, immodérés, les transports
fougueux, usent rapidement la machine humaine ;
on doit les éviter, les chasser avec énergie, parce
qu'ils deviennent funestes. Même conduite à tenir
dans les cas d'irritation du cervelet.

Les personnes à poitrine ailée, c'est-à-dire pré-
disposées à des affections pulmonaires, se montrent
généralement très-amoureuses; elles devront, autant que possible, comprimer leurs voluptueux élans;
par cette raison que les voluptés sensuelles et tout
particulièrement celles de l'amour, précipitent les
battements du cœur, congestionnent les poumons,
et sont toujours fatales aux poitrinaires.

Dans les cas où l'appétit vénérien sommeille naturellement, comme aussi dans les cas où il vient
d'être satisfait, il est toujours imprudent de le
réveiller par des excitations physiques ou morales. Ainsi qu'on ne doit pas manger sans faim,
ni boire sans soif, de même on ne doit pas solli-

citer l'appareil générateur lorsqu'il a besoin de repos. Les divers moyens employés par les impuissants pour réveiller l'appétit génital, sont toujours défavorables à la santé, souvent funestes ! Leur usage prolongé finit par jeter l'individu dans l'épuisement et abrége ses jours

Il est dangereux de se livrer debout aux plaisirs de Vénus; les conséquences, quoique très-éloignées, en sont toujours fort déplorables. En effet, le spasme vénérien occasionne une tension des plus violentes, du système musculaire des membres inférieurs qui supportent le poids du corps, et doit nécessairement le fatiguer. Tant qu'on est jeune, on n'y prête aucune attention, le corps est dans toute sa force; un peu de repos suffit ordinairement pour le rétablir. Néanmoins, si l'on répète souvent de semblables tours, les lassitudes se renouvellent et se dissipent moins vite. Enfin, l'âge de déclin arrive, et puis la vieillesse... Alors, les muscles sont affaiblis, les jarrets plient, les jambes chancellent, la démarche est incertaine, on a besoin d'un bâton pour soutenir le corps qui manque d'un point d'appui solide. La moindre marche fatigue; veut-on faire quelques pas de plus, des lassitudes douloureuses vous arrêtent, on est obligé de s'asseoir... Et ces lassitudes vous accompagnent jusque dans le sommeil. Telles sont les conséquences de ces folies de jeunesse.

11

Chez la plupart des vieillards fatigués, qui ont été forcés de renoncer au plaisir de la promenade, la faiblesse musculaire des jambes et les lassitudes tenaces, n'ont pas d'autre cause que celle énoncée plus haut. Jeunes gens qui désirez conserver l'usage de vos jambes jusque dans un âge avancé, mettez à profit ce conseil.

L'acte vénérien ne devrait jamais être plusieurs fois répété; il ébranle le système nerveux et épuise les forces; il est sage de mettre l'intervalle d'un jour entre l'embrassement de la veille et celui du lendemain. Ce laps de temps suffit à la nature pour réparer les pertes du jour précédent.

Tout ce qui échauffe le sang, tels que les alcooliques, les mets fortement épicés et les idées lubriques, accélère les mouvements du cœur et irrite le cerveau. Au bout d'un certain temps, arrive l'affection nommée *Anaphrodisie*, ou frigidité en amour, qu'on peut aussi désigner sous le nom d'impuissance. Les buveurs, les ivrognes et les amateurs de mets de haut goût, perdent de bonne heure leur aptitude génitale.

Une alimentation pauvre, débilitante, le régime lacté ou végétal exclusif, l'usage prolongé des boissons acides abattent également la vigueur génitale et conduisent à l'impuissance.

On sait que la femme peut répéter l'acte

vénérien plus souvent que l'homme, parce que ses pertes sont beaucoup moindres ; cependant, la femme raisonnable sera sobre de ce plaisir, parce qu'il est avéré que celles qui en abusent sont sujettes aux tristes affections des ovaires, de la matrice et à ce mal terrible qui, le plus souvent est incurable : le cancer !...

Le contenu de ce chapitre peut être résumé ainsi :

La continence absolue du plaisir vénérien de même que l'incontinence, sont deux extrêmes que réprouve la nature aussi bien que la raison. La continence absolue, s'il est possible de la garder strictement, devient la source d'une foule de maladies et d'infirmités qui empoisonnent l'existence ; quelquefois le cerveau, incessamment irrité par des désirs non satisfaits, se congestionne ; alors surviennent le délire érotique, des hallucinations obscènes, des vésanies, et enfin la folie !...

L'incontinence ou les excès vénériens usent rapidement la constitution la plus robuste, et frappent l'esprit de stérilité. Rien ne détériore plus profondément le physique et le moral que l'abus de ces plaisirs, autrement dit le libertinage. C'est la débauche vénérienne qui multiplie, dans les grandes villes, ces êtres chétifs, usés, malingres, affligés de hideuses maladies ; c'est encore à la débauche qu'il faut attribuer ces maladies héréditaires qui se perpétuent dans certaines familles et qui appauvrissent l'espèce.

Si les jeunes gens, penchés sur les bords de l'abîme creusé par le libertinage, prévoyaient l'affreux avenir qu'ils se préparent ; s'ils parcouraient les hôpitaux où s'éteignent les tristes victimes de la débauche, oh ! sans doute, ils frissonneraient d'horreur et seraient à jamais guéris du vice qui les dégrade. Puisse cette lecture leur être profitable.

CHAPITRE XI

PLAISIRS DE L'AGE VIRIL.

SECTION PREMIÈRE

AGE NUBILE. — VIRILITÉ. — AGE MUR.

§ I

VIRILITÉ.

Cette période, la plus longue des périodes dont se compose la vie humaine, commence quelques années après la puberté et finit à l'âge de retour ou première vieillesse.

Lorsque la constitution n'a pas été détériorée par les excès, les privations ou les maladies, cette période est aussi la plus belle, du moins pour un

11.

grand nombre d'individus. En effet, le pubescent, après avoir franchi la limite de la première jeunesse, a laissé derrière lui les naïves aspirations du cœur, les rapides élans de l'âme vers un objet inconnu. Ces vagues inquiétudes, ces impatiences involontaires, ces joies et ces chagrins éphémères, ces rêveries, ces soupirs et autres phénomènes qui accompagnent la puberté, aboutissent à l'amour et ne doivent plus reparaître.

Une révolution profonde s'est opérée dans l'organisation physique de l'individu qui est entré dans la phase virile, le moral s'est ressenti de ce changement organique. Les sentiments et les penchants se sont modifiés ; le jugement guide le sujet, modère les élans de l'imagination ; l'amour tempéré par la possession n'éclate plus en fougueux transports ; l'amitié devient un besoin et jette au cœur de profondes racines. Les goûts deviennent plus sérieux ; l'homme commence à marcher vers le but où doivent tendre ses efforts pour acquérir une position sociale ; enfin, la raison qui, jusque-là, avait eu peu d'empire sur ses penchants, c'est-à-dire sur ses déterminations et ses actions, se fait désormais entendre et dirige ses pas. Cette période est celle des travaux utiles, celle de l'activité physique et de l'énergie morale ; le corps est dans toute sa vigueur. Les plaisirs sont moins bruyants, mais mieux sentis ; l'homme n'est plus leur esclave

comme dans la phase précédente ; il a des devoirs
à remplir, des devoirs de citoyen et de chef de famille, s'il est marié ; ce n'est ordinairement qu'a-
près avoir achevé sa tâche qu'il se livre aux distractions. Ainsi se conduit l'homme bien élevé,
l'honnête homme dans le cœur duquel on a de
bonne heure inculqué les principes de moralité et
de solidarité humaine.

C'est, en général, pendant les dix premières années de la période virile que l'homme se choisit une
compagne et la femme un mari. De tous les actes de
la vie le mariage est le plus grave, le plus sérieux ;
car, c'est toujours d'un bon ou d'un mauvais choix
que dépend le bonheur ou le malheur de l'existence.
On ne saurait donc trop réfléchir, trop temporiser,
trop étudier le caractère de celui ou de celle qu'on
choisit avant de s'unir à jamais !... Toute une vie de
bonheur ou toute une vie d'amertume et de regrets ;
cela mérite une sérieuse attention. Voyez à ce sujet
notre PHILOSOPHIE DU MARIAGE, où cette importante
question se trouve nettement traitée dans ses moindres détails. Ce livre, d'ailleurs, devrait être le
guide des jeunes époux ; on ne saurait trop en conseiller la fructueuse lecture.

Nous avons dit que la virilité avait apporté de
grandes modifications dans le système physique et
intellectuel de l'individu. Ses idées, en effet, sont
autres que celles de l'âge précédent. Il n'obéit plus

à ses premières impressions ; il n'agit plus à la légère ; avant d'entreprendre une affaire, il réfléchit longtemps ; il la tourne et la retourne, l'examine sous toutes les faces ; ses projets, ses espérances sont soumis au creuset de la raison ; il s'abstient devant une affaire douteuse et bientôt l'abandonne. Le calcul, l'économie ont remplacé la prodigalité ; ses intérêts et ceux de sa famille avant tout. Il est nécessaire qu'il travaille pendant qu'il est jeune encore, afin d'acquérir la fortune, seul moyen d'assurer l'éducation et l'avenir des enfants qu'il a ou qu'il aura plus tard.

L'homme marié doit être plus sobre des plaisirs de l'amour que le jeune célibataire ; il doit penser aux êtres qu'il va procréer ; plus il mettra de modération dans ses plaisirs, plus il mènera une conduite régulière, et plus les fruits de son mariage seront beaux et de belle venue. En d'autres termes : la bonne constitution de ses enfants, sera en raison directe de l'état de vigueur et de santé dans lequel il se trouvait en les procréant ; de même que leur constitution chétive, la débilité de leurs organes et leur pauvre santé, seront le résultat de son état de faiblesse et d'épuisement. L'hérédité des bonnes et des mauvaises qualités est désormais un fait démontré par l'expérience. Les procréateurs transmettent fatalement à leur progéniture leur constitution physique et morale. Nous engageons les lecteurs curieux, à lire l'HYGIÈNE DU MARIAGE, où sont consignés des faits sur l'hérédité, qui détruisent tous les doutes à cet égard.

Le premier devoir de tout homme marié qui a du cœur et des principes, est de donner le jour à des enfants sains de corps et d'esprit; des enfants qui deviendront, plus tard, des citoyens utiles à la patrie et à l'humanité. Or, pour arriver à ce beau résultat, les procréateurs doivent mener une conduite régulière; éviter les excès et les abus en tous genres; régler leurs travaux et leurs plaisirs proportionnellement à leur état de force et de santé; ils devront surtout, ne jamais se livrer aux plaisirs de l'amour lorsqu'ils sont fatigués, soit physiquement, soit moralement. Même défense leur est faite pendant ou après un accès de colère, de chagrin, de mélancolie ou de toute autre passion triste.

La saison n'est pas sans influence sur les procréations: les grandes chaleurs qui énervent et les froids rigoureux qui oppriment les forces lui sont défavorables. On a observé que les fécondations ayant lieu au printemps ou en automne donnaient de plus beaux fruits. Nous ne disserterons pas davantage sur cette importante question qui a été largement traitée dans notre HYGIÈNE DU MARIAGE.

§ 11

AGE MUR.

Cet âge, qui n'est que la continuation de l'âge précédent, commence dix à douze ans après la virilité et conduit l'homme jusqu'à la première vieillesse. C'est l'âge de la raison, de la sagesse, des travaux utiles et des plaisirs modérés. Aux instincts de l'âge précédent, s'ajoutent le désir de la fortune, l'ambition des places, des honneurs, des distinctions de tous genres. L'homme travaille alors, avec ardeur, à augmenter la somme de son bien-être ; il met en œuvre tous les moyens les plus propres à acquérir des richesses, à fixer près de lui la fortune. Lorsque ces moyens ne l'éloignent pas du sentier de l'honneur, on ne peut que le féliciter de sa réussite. Malheureusement, il n'existe que trop d'individus qui, pour s'enrichir, n'usent pas toujours de moyens honorables ; ceux-là, malgré leur or, la société devrait les marquer au front de flétrissure et les repousser de son sein ; presque toujours il en est autrement.

La richesse, aux yeux du vulgaire, efface les taches d'une fortune mal acquise. Les dîners, les soirées, les fêtes que donnent ces hommes d'argent, font oublier leur passé honteux ; on ne s'occupe que des libéralités présentes. Hélas ! on les louange, on les caresse, quand on devrait les flétrir et s'en éloigner... Mais, tel est le pouvoir de l'argent ! ainsi est faite notre société.

SECTION II

PLAISIRS DE L'AGE MUR.

§ 11

Les plaisirs de l'âge mûr sont plus nombreux et plus variés que les plaisirs de la jeunesse ; cela devait être par la force des choses. Pendant l'âge mûr, le cercle des relations est beaucoup plus large, plus étendu que pendant la jeunesse ; il doit nécessairement en résulter une foule de satisfactions, de jouissances et de plaisirs qui, jusqu'alors, étaient restés inconnus.

L'homme mûr qui sait employer son temps, qui fait converger son expérience et ses facultés vers le bien-être qu'il désire naturellement, arrive le plus souvent à son but. Si les revers viennent, quelquefois, ralentir ou arrêter sa marche, il ne doit point se décourager ; en se remettant résolûment à l'œuvre, il répare, presque toujours, les malheurs dus à l'éventualité.

Pour peu qu'on prête attention à la manière d'être de l'homme mûr, on reconnaît de suite les changements opérés dans ses penchants et ses goûts. Ce n'est plus cette ardeur juvénile qu'il apportait, il y a quelques années, dans ses parties de plaisir ; aux joies folles et bruyantes, ont succédé d'autres joies plus calmes et moins éphémères. L'attrait du plaisir ne lui cache point le but qu'il s'est proposé d'atteindre ; il ne refuse ni les amusements, ni les distractions qui s'offrent ; il les apprécie, les accepte, sans néanmoins, dévier de la voie qu'il parcourt ; parce qu'il a toujours devant les yeux le but objet de ses désirs.

Ainsi donc, les plaisirs varient et se multiplient selon les diverses positions sociales : des affaires prospères, de gros bénéfices, sont pour le commerçant une source de plaisirs ; — d'heureuses spéculations réjouissent le financier ; — des travaux agronomiques, dont les résultats ont dépassé les espérances, sont, pour les cultivateurs, les propriétaires et les fermiers, un plaisir qui s'accroît encore au moment de la récolte. En effet, n'est-ce pas un bien doux plaisir que de promener ses regards sur des champs couverts de riches moissons, sur des coteaux chargés de raisins, sur des vergers dont les arbres ploient sous le poids des fruits? Quand toutes ces richesses vous appartiennent, le cœur ne se dilate-t-il pas de joie devant un si luxuriant tableau ?

Oh ! si la propriété a ses pertes, ses amertumes, n'a-t-elle pas aussi ses ineffables douceurs.

Un livre, une pièce de théâtre qui obtient un succès ; la plus mince brochure goûtée du public n'amènent-ils pas une immense joie dans le cœur de l'écrivain ? — Les poëtes et les artistes ne s'épanouissent-ils pas de plaisir, lorsque leurs noms volent de bouche en bouche, accompagnés d'éloges et d'admiration ? — l'employé qui, à force de travail et de bonne conduite, monte d'un échelon ; le sous-chef de bureau qui passe chef, et le chef qui arrive au premier degré de la hiérarchie bureaucratique, ne sont-ils pas au comble de la joie ? — Dans l'ordre militaire, depuis le soldat jusqu'au maréchal de France, chaque promotion n'apporte-t-elle pas avec elle un plaisir qui, ordinairement, se résout en de joyeuses libations ?

Et, pour ces hommes d'élite, pour les savants, pour les hommes de génie, pour tous ceux enfin qui font progresser les sciences, les arts et la civilisation, n'est-ce pas un immense plaisir, une joie suprême que de faire des découvertes utiles à l'humanité ? Parmi ces noms, couverts de gloire, que le burin de la reconnaissance a rendus immortels, il en est qu'on ne prononce qu'avec admiration et respect !... Mais, un plaisir semblable n'est pas à la portée de tout le monde ; il n'y a que les natures privilégiées qui en possèdent le secret.

12

Les honneurs, les décorations, les distinctions et récompenses de tous genres, lorsqu'on les a méritées, appartiennent aux plaisirs de l'âge mûr. Le plaisir que donne une marque de distinction est d'autant plus vif que cette récompense a été méritée et très-difficile à obtenir. La raison dit qu'il faut être sobre de ce genre de plaisir ; qu'il faut aussi ne pas donner prise au chagrin que fait naître une déception, une injustice. Cette croix, que vous aviez méritée, a été donnée à un flatteur, à un courtisan qui n'avait pas vos droits ?... N'allez pas vous désoler, gardez-vous de vous affecter de ce contre-temps. Patientez ! votre tour viendra ; il n'est que retardé.

De tous temps et en tous pays, le pouvoir a ses courtisans, ses privilégiés ; il est naturel de leur accorder des faveurs, comme marque d'intérêt. Le philosophe, lui, n'en a pas besoin pour remplir ses devoirs avec intelligence et assiduité ; mais, tous les hommes ne sont pas philosophes, la très-grande majorité sont fiers de porter un ruban à leur boutonnière. Quel que soit le sentiment qu'il éprouve, toujours est-il qu'une décoration quelconque fait toujours plaisir à celui qui la porte ; elle est aussi, quelquefois, un objet d'envie de la part de ceux qui, n'ayant pu l'obtenir, affectent de l'indifférence.

§ II

PLAISIRS DES PÈRE ET MÈRE DE FAMILLE.

Les plaisirs de la table commencent, à cet âge, à être mieux sentis, mieux appréciés, qu'aux âges précédents. L'homme mûr dont l'activité physique et morale est en rapport avec la position sociale qu'il occupe, trouve dans la table un délassement aux fatigues de la journée. S'il est père de famille, c'est un bonheur, pour lui, de voir la table entourée par sa femme et ses enfants ; et, lorsque la santé, l'appétit ne font défaut à aucun d'eux, la joie du père s'augmente de la joie de tous. Le repas est quelquefois un peu bruyant ; mais le chef de famille s'en trouve heureux, car il voit, dans ce bruit, la santé de ses enfants. Si, à l'occasion d'un mets préféré, la joie devient par trop vive, quelques paroles bienveillantes des parents en modèrent les éclats. Oui, les repas où se presse une nombreuse famille sont animés d'une douce gaieté, d'une satisfaction intime ; les repas des célibataires sont bien froids, comparés à ceux-ci ; la bouche et l'estomac les occupent entièrement, le cœur n'y trouve point sa part.

Et quand vient le jour de la fête du père ou de

la mère, c'est bien plus réjouissant encore : toute la famille est rayonnante d'un plaisir impatiemment attendu. Peut-être ne pense-t-il pas à la fête, le père ? C'est une surprise qu'on va lui faire. Ému de cette marque d'affection, il recevra ses enfants dans ses bras, les pressera contre son sein, les embrassera avec une vive tendresse... Qu'il va être heureux ce bon père, aimé de tous ; que son sort est digne d'envie !...

Il y a quelques années, me trouvant chez un de mes amis, père de quatre beaux enfants, je me joignis à eux pour lui souhaiter sa fête. Cet excellent homme éprouva un si grand plaisir, que je cède au désir de donner le résumé de ces joies de famille.

La veille du jour de fête, la mère s'était procuré un magnifique bouquet ; l'aîné des enfants était sorti du collége pour cette solennité ; il lut à sa mère un joli petit compliment de sa composition ; celle-ci, charmée, l'embrassa, et le lui fit répéter.

Le soir, après dîner, les enfants réunis, l'aîné en tête, conduits par leur mère, se présentèrent au papa. L'aîné lui offrit son bouquet, au nom de ses frères et sœurs, et débita son petit compliment.

Le père, ému et le sourire sur les lèvres, félicita son fils, l'embrassa, et, après lui, les autres enfants eurent leur tour. Tous étaient heureux de voir leur père satisfait, et leur joie se manifestait bruyamment.

Une heure après, toute la famille sortait de son domicile pour aller passer la soirée chez le célèbre prestidigitateur Robert-Houdin. C'était un à-compte sur les plaisirs que le père devait, le lendemain, procurer à sa jeune famille.

Réveillés de grand matin, les enfants, impatients de connaître le programme des plaisirs de la journée, jasaient, riaient, en attendant l'heure du lever. Leur mère ne tarda pas à venir leur apprendre qu'immédiatement après le déjeuner on irait à la fête d'un village voisin, où une foule d'amusements les attendait. Des rires, des cris aigus, des trémoussements et autres manifestations de la joie enfantine accueillirent cette bonne nouvelle.

Le père vint à son tour embrasser ses enfants et leur confirmer la partie de campagne. Le déjeuner terminé, ils montèrent tous en voiture et se rendirent à la fête du village. Décrire la joie de ces enfants, pendant la journée, serait une tâche difficile; car, ils virent tout, participèrent à tout, obtinrent tout ce qu'ils pouvaient désirer, et revinrent au logis le cœur plein d'un amour toujours croissant pour ce bon père.

Mais, une surprise des plus agréables les attendait encore au foyer domestique : des invitations avaient été faites aux amis, pour la soirée ; les invités arrivèrent; ils complimentèrent le père et la mère, puis caressèrent les enfants. A l'heure indi-

quée, toute la société passa dans la salle à manger,
où une magnifique collation avait été dressée. Les
yeux furent éblouis et charmés de la coquetterie du
service ; le sourire de la satisfaction se promena
sur les lèvres des convives, et un murmure d'ap-
probation annonça que la disposition de la table
avait produit son effet. Tandis que les éloges pleu-
vaient sur l'amphitryon, les enfants riaient, sau-
taient de joie et se livraient aux bruyants transports
de leur âge. C'était la fête du père ! Ce soir-là tout
leur était permis.

Le plaisir qui avait rempli cette heureuse journée
reprenait avec une nouvelle énergie ; c'est qu'en
vérité, les mets exquis dont la table était garnie,
attiraient irrésistiblement les yeux et faisaient naître les désirs. Figurez-vous un cordon de pâtisseries
aux formes élégantes, des sucreries, où l'artiste
semblait avoir épuisé son adresse, des crèmes, des
gelées parfumées, des chatteries de toutes sortes. Enfin, la pièce principale, *montée* à deux étages et se
terminant en une coupe grecque, s'élevait au milieu de la table comme pour fixer tous les regards,
exciter tous les désirs. Sur une base de biscuits
glacés, s'élevait un premier étage composé de
quartiers d'oranges bicolores, entremêlés de ron-
delles de pâtes d'abricots et de coings ; le second
étage, supporté par des colonnes de frangipane,
doublées de meringues, s'évasait, à sa partie supé-

rieure, de manière à former une coquille à bords festonnés. Une espèce de frise en relief, faite de sucre de pommes, rouge et blanc, se détachait du ventre de la coquille, et, de distance en distance, offrait des renflements, en creux, garnis de gelée de fraises. La capacité de la coquille était remplie d'une suave crème fouettée à la vanille qui couronnait l'édifice. C'était vraiment une magnifique pièce montée faisant honneur à l'artiste confiseur et à l'amphitryon.

On servit d'abord la crème et la gelée avec les meringues ; puis, lorsque le maître, de son couteau, sapa les colonnes ; lorsque les débris de la frise tombèrent sur le premier étage, et de là, dans l'assiette des convives, ce fut un hourra général ! On entendait au milieu de tous ces bruits, la voix aiguë des enfants qui trépignaient d'aise sur leurs siéges ; la joie circulait autour de la table ; l'aimable gaîté rayonnait sur tous les visages, et, plus que ses convives, le père éprouvait le rare bonheur de se voir entouré de vrais amis, de sa femme et de ses enfants, qui lui devaient quelques heures d'heureuses distractions.

Tels sont quelques-uns des plaisirs de la famille, et ces plaisirs-là valent bien ceux du monde, où souvent on bâille et l'on s'ennuie. Les théâtres, les fêtes, les soirées, les bals peuvent vous procurer d'agréables distractions, je suis loin d'en discon-

venir ; mais il faut être marié et père de nombreux
enfants, pour savourer les ineffables douceurs qui
naissent et se développent au sein de la famille. Je
plains les personnes qui, par égoïsme, ont passé
leur vie dans le célibat ; car, elles sont restées étrangères aux chastes amours d'une épouse ou d'un
époux ; elles ont été sevrées des naïves et tendres
caresses des enfants à qui elles auraient donné le
jour ; charmantes caresses, qui font oublier bien des
peines et qui retrempent le courage abattu aux
jours de l'adversité.

§ III

De quarante à cinquante ans, l'homme sage qui
désire naturellement une vieillesse exempte d'infirmités, sera encore plus sobre des plaisirs de l'amour.
Quoiqu'il soit encore dans toute sa force, il est sorti
de la période vitale précédente, et sa vigueur génitale n'est plus la même. Du jour de sa naissance
jusqu'à quarante ans, les fonctions organiques ont
toujours été ascensionnelles ; à partir de quarante
ans, elles restent quelques années stationnaires,
puis elles déclinent peu à peu, et quelquefois
d'une manière très-sensible. Or, les plaisirs vénériens occasionnent une énorme perte de fluide nerveux, il en résulte une faiblesse musculaire et des

fatigues qui ne se réparent qu'à la longue, et quelquefois très-imparfaitement. Voilà le motif pour lequel nous recommandons à l'homme mûr de la modération, et mieux encore de la réserve dans ces plaisirs. On trouve dans notre *Hygiène du Mariage* les règles hygiéniques concernant ces plaisirs et les renseignements les plus utiles sur cette grave question.

Il est des vérités dont l'importance et la haute utilité exigent qu'on les mette souvent sous les yeux des personnes qu'elles intéressent ; plus on se familiarise avec ces vérités, et plus on en retire profit. Nous répéterons donc ici, que l'amour, considéré comme passion, appartient exclusivement à la jeunesse ; ses plaisirs sont fiévreux et ardents comme ses flammes. A l'âge viril, ainsi qu'à l'âge mûr, sont dévolus les plaisirs du mariage beaucoup plus calmes.

La jeunesse ne voit dans l'amour que le plaisir ; elle s'y adonne avec transport ; aussi avide qu'imprévoyante, elle boit à grands traits à la coupe des voluptés, elle boit jusqu'à l'ivresse !... et après l'ivresse, la fatigue, la satiété, puis l'inconstance ; toujours entraînée par l'attrait du plaisir, elle vole, sans remords, à de nouvelles amours.

L'âge viril trouve aussi des plaisirs dans l'amour ; mais le plaisir seul n'est pas son unique but, il en poursuit un autre beaucoup plus sérieux, *la progéniture*..... car c'est pendant cet âge que l'homme et la femme s'unissent par les liens du mariage.

L'homme marié, nous l'avons déjà dit, doit être sobre de plaisirs vénériens, pour deux motifs : le premier, parce qu'il a besoin de toutes ses forces physiques et morales pour élever sa nouvelle famille, tandis que ces plaisirs, trop souvent répétés, allanguissent et détruisent ses forces ; le second motif, non moins grave, c'est qu'il est avéré qu'un corps usé n'engendre que des êtres chétifs. La fécondation, opérée dans un état d'épuisement, ne peut donner qu'un mauvais fruit. L'être futur se ressentira, plus tard, des excès de ceux qui l'ont engendré. La grande question de l'hérédité des qualités bonnes et mauvaises ne saurait être mise en doute ; les milliers de faits sur lesquels elle est désormais établie en ont fait une loi physiologique. La théorie de cette loi ne trouvant point ici sa place, nous renvoyons les lecteurs à notre *Hygiène du Mariage*, déjà si souvent citée, où les importantes questions de la *génération* et de l'*hérédité* sont traitées dans leurs plus grands développements.

Nous finirons ce chapitre en relatant un fait, constaté par l'expérience, et qui devrait porter son heureuse influence sur la conduite des individus s'adonnant, sans réserve, aux plaisirs sensuels. Ce fait démontre clairement que, pour les personnes qui fuient ses abus, évitent ses excès, l'âge mûr est la période de la vie qui offre les plaisirs les plus nombreux et les plus variés. Le corps est dans toute sa force, les sens ont acquis, par l'exercice, la délicatesse dont ils sont susceptibles, l'intelligence est parvenue au degré de développement qu'elle pouvait atteindre; tout, dans notre organisation physique et morale, concourt à multiplier nos plaisirs et à mieux les faire apprécier.

CHAPITRE XII

NUBILITÉ, AGE MUR. PLAISIRS DE LA FEMME.

Les plaisirs de la femme, quoique moins variés et plus discrets, n'en sont pas moins aussi vifs que ceux de l'homme ; on pourrait même ajouter qu'en certaines circonstances elle sent plus vivement, et ses impressions sont plus profondes et de plus longue durée.

Pour la jeune fille nubile dont le cœur s'est ému au doux langage d'un amant, quel plaisir ! et, mieux, quel bonheur ! de pouvoir légitimer son chaste amour par les nœuds du mariage. Le jour où s'est allumé le flambeau de l'hyménée restera gravé dans sa mémoire comme le plus beau jour de sa vie ; ajoutons, toutefois, si son choix a été heureux.

Et lorsque la jeune épouse a, pour la première

fois, senti s'agiter dans son sein le fruit d'un amour partagé, quelle immense joie remplit son cœur! Elle est mère... A ce nom révéré, toutes les fibres de son être ont tressailli ; elle est mère !... C'est le plus grand bonheur, comme aussi le plus pur qu'elle ait jamais éprouvé. Le doux titre de mère n'est-il pas, en effet, la plus belle récompense, le plus insigne honneur auxquels la femme puisse aspirer? Ainsi l'a voulu la nature, qui modela son organisation physique et morale dans le but de la maternité ; sublime fonction qui honore la femme. Les femmes qui cherchent à enfreindre les lois de la nature ou qui méconnaissent ses desseins, se préparent non-seulement des jours pleins d'amertume et d'ennui, mais encore des désordres nerveux effrayants, des infirmités incurables !

Voyez donc comme elle est intéressante et digne la femme qui porte un nouvel être dans son sein? De combien d'attentions, d'égards et de respect elle est entourée, celle qui va bientôt donner un membre de plus à la société, à la patrie. Chez les anciens peuples, la femme enceinte avait le pas sur toute personne, n'importe la condition et le rang. Les Grecs se levaient à son approche et s'effaçaient pour lui laisser le passage libre. — Chez les Romains, un Consul précédé de sa garde ayant rencontré dans une rue étroite une femme enceinte, fit arrêter ses licteurs, leur ordonna de déposer

13

leurs faisceaux jusqu'à ce que cette femme eût traversé la rue. — Aujourd'hui encore beaucoup de peuples accordent des priviléges à la femme enceinte, et les nations les plus civilisées leur prodiguent les égards et les soins qu'elles méritent, comme mères de la famille humaine.

O femmes qui languissez dans les glaces du célibat! si vous pouviez vous faire une idée des joies intimes de la maternité; si vous pouviez comprendre cette vérité et vous en pénétrer, que la femme n'est réellement complète que par le mariage; si vous vous donniez la peine de jeter un coup d'œil sur les priviléges et les immunités, de tous genres, attachés au titre de mère, bien certainement vous auriez hâte de sortir des froides régions du célibat, où la vie s'étiole et se consume sans aucun profit pour l'humanité.

Si nous considérons, maintenant, la mère allaitant son enfant, que de jouissances nouvelles et variées lui procure son cher nourrisson! Qui pourrait décrire les délicieuses sensations qu'elle éprouve pendant la fonction de l'allaitement?... lorsqu'elle sent son sein mollement sollicité par deux lèvres qui lui demandent la vie, quand deux petites mains pressent instinctivement cet organe pour activer la lactation. Oh! qui pourrait encore exprimer le bonheur de la jeune mère, lorsqu'elle reçoit le premier sourire, la première caresse de son nourrisson!...

Non! la plume la plus éloquente ne saurait peindre les tendres émotions, les joies rayonnantes de la jeune mère qui suit le vœu de la nature en nourrissant son enfant. Ces ravissants phénomènes qui se passent dans l'organisme de la mère nourrice, se renouvellent à chaque nouveau-né, et la bienfaisante nature fait renaître chaque fois, pour elle, des heureux jours, des heures délicieuses...

Parlerons-nous, enfin, des soins empressés, des prévenances et des mille complaisances du mari pour sa femme enceinte? C'est un fait incontesté : l'homme le plus indifférent, le plus brutal, oublie ses défauts pour se montrer attentionné auprès de la femme qui porte le fruit de leur amour. De toutes les positions de la vie, la plus intéressante pour la femme est l'état de grossesse. Que les femmes non mariées veuillent bien méditer sur ce qui vient d'être dit. Cette lecture influera peut-être sur leur détermination ; car, nous le répétons, la femme ne se complète que par le mariage.

CHAPITRE XIII

HYGIÈNE DE L'AGE MUR.

L'hygiène de l'âge mûr embrasse toutes les actions de la vie physique et morale; mais c'est particulièrement sur les penchants qu'elle doit porter son influence, pour les combattre et les réprimer lorsqu'ils se développent à l'excès.

Nous avons déjà dit que le penchant prédominant de l'âge mûr était l'ambition. En effet, la grande majorité des hommes de cet âge ambitionnent les places, les honneurs, les distinctions, et surtout une position heureuse, la fortune! Lorsque ce penchant est sagement dirigé, il ne peut qu'être utile à l'individu, en lui donnant le courage et la persévérance nécessaires à la réussite. Au contraire, si ce penchant grandit outre mesure, sans qu'on y prenne garde, il ne tarde pas à dégénérer en une passion violente! Alors le désir d'acquérir, de posséder, absorbe toutes les facultés, devient une idée fixe et ne laisse aucun repos; c'est une monomanie! Dans ce cas il y a urgence d'attaquer vigoureusement cette perversion du penchant de l'acquisivité; car l'instinct d'acquérir, poussé à sa dernière limite, devient avarice, et l'avarice marche toujours accompagnée de l'envie. L'Envie, ce monstre insatiable qui non-seulement attire tout à lui, sans être satisfait, mais qui convoite encore ce que possèdent les autres, et ne se ferait aucun scrupule de leur arracher ce qui leur appartient. Tel est le vice affreux où conduit le penchant excessif de l'acquisivité; il est beaucoup plus facile de le prévenir, c'est-à-dire de l'attaquer et de s'en rendre maître, lorsqu'il commence à se montrer, que de l'arrêter lorsqu'il est en voie de progrès. Néanmoins, on ne doit jamais désespérer, et ne s'offrirait-il qu'une seule chance de réussite, on doit la saisir aussitôt et s'en servir énergiquement pour combattre ce vice et le vaincre, s'il est possible.

Dans des cas semblables, l'hygiène conseille les voyages, les travaux champêtres, la chasse, la pêche, l'équitation, l'escrime, et enfin les distractions de tout genre. Nous ajouterons que la littérature, la poésie, les arts et les sciences, lorsqu'on peut s'y livrer avec ardeur, sont les antagonistes

13.

naturels du penchant que nous signalons; on s'en servira donc pour détruire un vice qui dégrade l'homme, en frappant de mort les nobles sentiments du cœur et les généreux élans de l'âme.

§ I

Le feu des passions qui embrasait la jeunesse s'apaisant chaque jour, l'âge mûr est naturellement entraîné vers d'autres plaisirs, au nombre desquels on compte les délices de la table. De bons vins vieux, des mets délicats et choisis, des fruits savoureux et autres délicieux accessoires d'une table bien servie, excitent les désirs, flattent les sens et réjouissent l'être entier. Goûtés avec modération, ces plaisirs, loin d'être nuisibles, sont au contraire favorables à la santé, parce qu'ils procurent le bien-être et d'heureuses distractions, surtout en société d'amis. Mais, si la gourmandise fait dégénérer ces plaisirs en abus, si on s'y livre avec excès, s'ils sont prolongés ou trop souvent renouvelés; en un mot, si la table occupe une partie de la journée, si l'on ne vit plus que pour boire et manger, on ne tarde pas à éprouver les tristes conséquences de ces excès : les infirmités, les maladies surviennent, rendent la vie lourde et en abrègent la durée.

C'est particulièrement l'abus des boissons alcooliques qui cause d'affreux ravages dans le cerveau et tout le système nerveux. La plupart des individus adonnés à ce vice perdent peu à peu la lucidité de leur esprit, les facultés intellectuelles s'obscurcissent de jour en jour, les forces physiques s'altèrent également; ils marchent à une vieillesse prématurée et terminent bientôt leur existence, devenue inutile à la société, dans un état de torpeur physique et morale.

Il résulte de ce que nous venons de dire, que la sobriété, la tempérance dans les plaisirs de la table, sont des brevets de santé et de longévité; les excès sont toujours des causes d'infirmités, de maladies et de mort prématurée.

§ II

Loin de blâmer les repas, les fêtes de famille qui se donnent de temps en temps, nous les recommandons, au contraire, comme un excellent moyen de faire naître et d'entretenir les douces joies qui portent le bien-être dans toute l'économie humaine. Ce moyen, de même que tout ce qui est bon et utile, n'est pas à dédaigner. Les repas de famille peuvent être comptés au nombre des plaisirs les plus doux de l'âge mûr, et ils deviennent souvent très-utiles à la jeunesse, qui y fait des connaissances, y noue des intimités dont le résultat peut assurer son avenir.

On a observé que les personnes qui absorbaient de grandes quantités d'aliments étaient toutes paresseuses, dormaient beaucoup, avaient l'esprit lourd ; de plus, sujettes aux maladies inflammatoires, à la pléthore, elles sont souvent indisposées et vivent incessamment menacées d'apoplexie....

Si les hommes, de même que les animaux, n'écoutaient que leurs besoins, ils ne mangeraient que lorsqu'ils sentiraient la faim les solliciter, et ne boiraient que pour étancher leur soif. En suivant cet instinct naturel, qui est un guide sûr, ils éviteraient les accidents causés par l'intempérance. Malheureusement, une foule d'individus ne tiennent pas compte de cet instinct ; stimulés par l'attrait des préparations culinaires, ils mangent et boivent outre mesure et se livrent ainsi à de dangereux abus. Tant qu'ils sont dans la vigueur de l'âge, ils croient dépenser impunément leurs forces digestives dans les festins et les soirées ; mais peu à peu les organes s'usent, les forces diminuent, les maladies surviennent, et avec elles les regrets tardifs d'avoir si longtemps abusé. Alors, quoiqu'il soit trop tard, la nécessité vient imposer un régime sévère que la prudence aurait pu éviter.

CHAPITRE XIV

AGE DE DÉCLIN. — PREMIÈRE VIEILLESSE.

Cet âge commence vers la cinquante-cinquième année, pour l'homme, et finit à sa soixante-cinquième; pour la femme, de quarante-cinq à cinquante-cinq ans; quelques années plus tôt pour les uns, quelques années plus tard pour les autres. Les causes de cette différence se rencontrent, d'abord, dans la constitution héréditaire, c'est-à-dire dans la constitution transmise par les parents, ensuite dans la condition sociale et dans la conduite des individus pendant les phases antérieures de la vie.

Les personnes douées d'une bonne constitution, qui ont mené une vie régulière, exempte de ces passions fougueuses, de ces mouvements désordonnés qui sapent la santé et laissent toujours dans leurs organes de profondes traces de leur passage ; les personnes sages et prudentes qui se sont toujours éloignées des excès en *trop* et en *moins*, n'auront pas à déplorer les douloureuses infirmités que l'âge de déclin traîne à sa suite. Pour elles, cet âge aura encore de beaux jours, de doux plaisirs, et leur vieillesse s'écoulera paisiblement sans qu'aucune atteinte sérieuse vienne en troubler le cours.

L'homme sage, la personne prudente qui voit arriver l'âge de retour ou de déclin, doit redoubler d'attentions et de soins pour toutes les choses de la vie, car l'âge de retour va peser sur lui... L'âge de retour... ce premier symptôme de la décadence vitale, ce triste avant-coureur de la vieillesse, traîne fatalement à sa suite une foule de perturbations dans la santé : les indispositions, l'invasion des infirmités et des maladies qui existaient, en germe, depuis l'âge viril. Les personnes qui ont été assez sages pour éviter les excès en tous genres, n'ont rien à redouter de l'âge de retour. Ce passage de l'âge mûr à la première vieillesse se fait insensiblement, de même que le passage de l'automne à l'hiver.

A cet âge, le nombre et la variété des plaisirs sont dans une proportion décroissante, et ils se restreignent de jour en jour. Le sexagénaire se fatigue facilement, il a besoin de repos, c'est pourquoi il recherche les plaisirs qui n'exigent que peu d'action et qui n'amènent aucune fatigue. La promenade à pied ou en voiture, les sociétés d'amis, les lieux de réunion où il rencontre des connaissances, de temps à autre les soirées, les théâtres, les concerts et autres distractions artistiques, sont encore des plaisirs qui ont pour lui des attraits. — La musique, la sculpture, le dessin, la peinture, pour ceux qui ont cultivé ces arts, sont une source d'heureuses distractions. Et, pendant ces longues soirées d'hiver, les jeux d'échecs, de dames, les divers jeux de cartes, et même le vulgaire jeu de domino, fournissent des moyens de chasser le désœuvrement et l'ennui.

Un plaisir beaucoup mieux senti que pendant les âges précédents, un plaisir que le sexagénaire savoure lorsqu'il a su ménager son estomac, c'est le plaisir de la table. Il ne mange plus avec ce dévorant appétit de la jeunesse qui donne à peine le temps de déguster; ce n'est plus la quantité qu'il recherche, c'est la qualité, la variété des mets. Il aime à promener ses regards sur une table bien servie et richement garnie; il aime à jouir avec les yeux et l'odorat avant de savourer avec les organes du goût : le concours des deux sens de la vision et de l'odorat semble donner aux papilles nerveuses de l'appareil dégustateur une délicatesse plus exquise. C'est pourquoi les gourmets, loin de satis-

faire vulgairement leur appétit, restent longtemps
à contempler et à odorer les mets qu'ils préfèrent :
ce n'est qu'au moment où les glandes salivaires
inondent les parois de la bouche qu'ils y intro-
duisent le succulent morceau.

Soyez, soyez prudents! gourmets vieillards, contemplez, admirez, odorez tant qu'il vous plaira,
promenez longtemps l'excellent mets dans votre
bouche; laissez-le fondre s'il est possible, mais ne
mangez pas trop!... Ne dépassez jamais les forces
de votre estomac; car l'indigestion est au bout de
chaque excès de table, et les indigestions sont fort
graves à votre âge. Soyez donc prudents! et relisez
ce qui a été dit plus haut sur les pernicieux effets
d'une alimentation surabondante.

CHAPITRE XV

DE L'ÉROTISME CHEZ LES VIEILLARDS DES DEUX SEXES.

SECTION PREMIÈRE

§ I

L'homme et la femme qui dépassent l'âge de déclin doivent dire adieu pour jamais aux plaisirs de l'amour. Ce serait folie que de vouloir fêter un dieu qui n'admet que la jeunesse pour desservants.

La période génitale, c'est-à-dire la faculté reproductrice de l'espèce, remplit la plus grande partie de la vie humaine : elle commence après l'âge de puberté et finit à l'âge de déclin, de cinquante-

11

cinq à soixante ans. L'activité physique, la force vitale, la vigueur, l'énergie de toutes les fonctions de l'économie ont déjà commencé à diminuer considérablement, pendant les cinq premières années de l'âge de déclin. A cette époque, les forces viriles s'affaiblissent, baissent de jour en jour, et finissent par tomber dans un sommeil qui ne doit plus avoir de réveil. Telle est la loi de la nature : les rares vieillards qui, n'écoutant que leur imagination déréglée, cherchent à enfreindre cette loi, paient toujours bien cher leurs tristes infractions, car ils en sont punis par d'amères déceptions et une fin misérable.

Un fait très-remarquable, appuyé sur de nombreuses observations, constate que chez beaucoup d'individus arrivés à la période de déclin, les désirs se réveillent avec une force insolite. Ces individus sentant baisser, de jour en jour, leur aptitude génitale, s'en attristent et ne songent qu'aux moyens de la rétablir. Au lieu de renoncer à des plaisirs dont la nature leur annonce le terme prochain, ils se lancent à la recherche des excitants propres à maintenir, à prolonger cette période. Les insensés ! ils ignorent ce qu'il leur en coûtera plus tard ; ils se repentiront, mais en vain ; le mal sera fait, ils auront porté l'incendie dans leurs organes, et toutes les ressources de l'art seront impuissantes à l'éteindre. Vieillards, pénétrez-vous bien de cette vérité : plus vous vous éloignerez de la nature, plus votre santé sera compromise et votre fin hâtée ; au contraire, plus vous vous conformerez aux lois naturelles, plus vous aurez de chances d'une verte longévité.

Il est d'observation constante que les vieillards assez fous pour se livrer aux plaisirs vénériens usent rapidement le peu de jours qu'il leur reste à vivre ; ils se couvrent de ridicule et s'éteignent bientôt, soit d'épuisement, soit en proie à la démence.

O vieillard ! cesse de demander à tes organes, des plaisirs qu'ils ne sauraient te donner. Cette sensation que tu convoites avec tant d'ardeur, avoue-le, ne tient-elle pas de la douleur plutôt que du plaisir ? Ignores-tu que chaque sacrifice à l'amour est un lambeau arraché à ton existence ? L'énorme déperdition de fluide nerveux qui en résulte, ne pouvant se réparer comme pendant la jeunesse, te jette dans une fatigue musculaire qui se prolonge durant des semaines entières. Et puis, encore, de là te viendront des digestions laborieuses, imparfaites, des nuits sans sommeil, souvent une irritation des plus douloureuses de l'appareil urinaire, la rétention ou l'incontinence d'urine, et d'autres affreuses maladies qu'il serait trop long d'énumérer.

Crois-moi, vieillard, renonce à des plaisirs qui

ne sont plus de ton âge; ne compromets point ta santé chancelante; sois désormais raisonnable; n'est-il pas temps de l'être à soixante ans?... Pénètre-toi bien de cette vérité : chaque âge a ses plaisirs, de même que chaque saison apporte ses fleurs.

L'amour appartient à la jeunesse comme la rose au printemps.

L'été jaunit les moissons; l'âge mûr apporte la prudence.

A l'automne les fruits, comme à l'âge de déclin l'expérience.

A l'hiver les brumes, les neiges et les frimas; à la vieillesse le calme complet des passions, la SAGESSE !

Le sexagénaire qui s'efforce de transgresser les lois de la nature est, nous le répétons, un insensé qui paiera cher un instant de triste plaisir. Combats, ô vieillard ! combats à outrance les désirs amoureux que fait naître ton imagination surexcitée, délirante, car ce sont de funestes désirs. La raison te crie de les chasser, de les éteindre, et l'expérience des faits te montre la folie érotique prête à te saisir. *La folie érotique!*... la plus hideuse des maladies, qui inspire le dégoût, l'effroi, et qui pousse infailliblement le malheureux vieillard dans la tombe... Puissent ces considérations majeures ramener dans la voie de la raison le sexagénaire qui s'en est écarté.

Enfin, pour convaincre ceux qui resteraient insensibles à cette lecture, nous rapporterons quelques observations vraiment effrayantes.

SECTION II

ÉROTISME CHEZ LES VIEILLARDS DU SEXE MASCULIN.

M. Faustin Victor ***, administrateur distingué, chef d'un service important, se vit forcé, par des circonstances politiques, de cesser ses fonctions vers l'âge de soixante ans. L'amour n'avait trouvé qu'une très-petite place dans son cœur ; la rédaction d'un grand ouvrage avait absorbé son esprit et son temps. Il habitait depuis une année la campagne, lorsqu'un jour étant allé à Paris, il fit la rencontre d'une de ces femmes galantes dont les belles manières et le charmant sourire captivent les plus indifférents. Ému de cette rencontre, le comte suivit involontairement la jeune femme, ignorant, hélas ! ce que devait lui coûter cette connaissance. Il entra dans un fort joli appartement où le luxe et la coquetterie avaient présidé à l'ameublement.

14.

La femme, après s'être excusée de s'être ainsi emparée de sa personne, déploya toutes les ressources de la séduction. Elle fascina le sexagénaire avec de si doux regards, une voix si tendre, un si gracieux sourire, elle mit en jeu de si fines cajoleries, de si charmants abandons, qu'elle atteignit son but. Le vieillard, charmé, enivré, oublia son âge... s'endormit et se réveilla dans ses bras.

Cette première faute porta le trouble dans la santé du vieillard ; le lendemain, il eut la fièvre, et à la suite de cette fièvre, il survint une fatigue excessive, des lassitudes dans les membres à ne pouvoir les faire agir sans douleur. Ces divers symptômes étaient un avertissement dont il eût dû tenir compte ; mais, hélas ! son mauvais génie le ramena chez la courtisane, qui renouvela ses enchantements. Pour comble de malheur, elle lui fit boire un philtre. Ce breuvage incendiaire développa un priapisme douloureux avec transport. La face devint rouge de sang, les yeux larmoyants, injectés, l'haleine fétide et brûlante ; des contractions musculaires firent craquer les articulations des membres ; force fut à l'amoureux suranné de s'aliter.

Un médecin arriva, et s'étant enquis de la cause de ces phénomènes alarmants, écrivit une ordonnance qui fut immédiatement exécutée, sans pro-

duire une rémission, sans apporter le moindre
soulagement. Le priapisme persistait toujours;
l'irritation du cervelet redoublait de violence, et
un délire furieux ne tarda pas de s'abattre sur le
moribond. Il gesticulait, faisait des efforts pour
sortir de son lit, et retombait en râlant. Ses yeux
convulsivement ouverts jetaient des lueurs ver-
dâtres, ses traits convulsés faisaient peur à voir; sa
bouche s'ouvrait et se fermait, ses dents claquaient
et grinçaient tour à tour; tout annonçait le *sum-
mum* d'intensité d'une irritation générale qui ne
pouvait durer longtemps. A cette suprême exaltation des forces vitales devait bientôt succéder l'affaissement, la torpeur...

En effet, le délire érotique tomba peu à peu; la
chaleur brûlante et la rougeur de la peau s'éteignirent et furent remplacées par une sueur froide et
glacée et par une teinte livide; les paupières s'a-
baissèrent sur des yeux retirés au fond de leurs
orbites; la respiration s'embarrassa, le pouls devint vermiculaire et les battements du cœur se
firent à peine sentir. Le malade resta pendant quelques heures dans cet état; enfin un tressaillement
convulsif, suivi d'un dernier soupir, annonça que
la mort avait saisi sa victime.

SECTION III

SECONDE OBSERVATION D'ÉROTISME SUIVI DE MORT.

Le comte Eugène de ***, d'un tempérament nerveux, avait, dès son enfance, montré une intelligence précoce et un penchant décidé pour le beau
sexe. Pendant sa vie de jeune homme il eut plusieurs maîtresses et fêta largement l'amour sans
que sa santé en fût altérée; il était jeune!... Lancé
plus tard dans le monde politique, où il occupa
une place distinguée, son penchant pour les femmes se modifia. Les nombreuses affaires qu'il avait
à traiter, les travaux soutenus que sa position
exigeait, l'absorbèrent tellement qu'il n'eut plus le
temps de songer à l'amour. Une passion nouvelle
se développa et envahit son cerveau : l'ambition!
La soif des distinctions, des honneurs, de la re-
nommée le dévorait... Le poste élevé qu'il occupait, loin de calmer son ambition, l'excitait au
contraire, sa pensée s'élançait incessamment vers
un but entouré d'obstacles : il ne rêvait qu'à dé-
passer, à éclipser ses prédécesseurs et à échafauder
sa célébrité sur l'oubli de leurs noms.

Pendant tout le temps que dura cette fièvre d'a-
mour-propre et d'orgueil qui le consumait, l'amour

ne fut pour lui qu'une distraction très-accessoire. Mais le jour vint où il fut forcé de quitter les affaires. Vieux avant l'âge, son corps s'était usé pendant cette période d'activité dévorante. Un gouvernement nouveau s'intallait en France, et tout naturellement de nouveaux fonctionnaires remplaçaient les anciens.

Le comte Eugène de ***, alors âgé de cinquante-huit ans, fut mis à la retraite. Le repos forcé auquel il se vit condamné, après une vie si active, porta une grave atteinte à sa santé ; les désirs sensuels qui l'avaient tourmenté pendant sa jeunesse reparurent tout à coup et le jetèrent dans une grande agitation. Au lieu d'aller consulter un médecin éclairé sur l'affection qui l'assaillait à la fin de sa carrière, il suivit son funeste penchant et s'imagina qu'il éteindrait, dans les bras d'une maîtresse, le feu qui le dévorait. Le résultat contraire eut lieu. L'excitation génitale ne fit qu'empirer ; les transports érotiques se développaient de jour en jour plus menaçants ; la raison s'égarait ; le cervelet, irrité, dominait l'organisation entière.

Déjà plusieurs fois le comte avait été surpris se livrant, en public, à des actes réprouvés des mœurs, et sans l'intervention d'un domestique resté fidèle il eût été arrêté. Cependant la maladie marchait toujours, faisait de rapides progrès, et bientôt la *folie érotique* se déclara, accompagnée de son cortége de hideux symptômes. Le lendemain de l'invasion de la maladie, le comte fut arrêté dans un jardin public, au moment où il poursuivait une jeune fille qui s'enfuyait effrayée en criant au secours.

Conduit immédiatement dans une maison de santé, il eut pour prison une vaste chambre dont les croisées étaient grillées. Tous les soins de la médecine lui furent prodigués; on employa des remèdes réputés héroïques, mais il était trop tard; le délire érotique était arrivé à ce haut degré d'intensité contre lequel toutes les ressources de l'art devaient échouer.

Pendant près d'un mois le malheureux vieillard fut en proie à des convulsions impossibles à décrire. Les sources de la vie ne tardèrent pas à se tarir; la peau devint terreuse, la face livide; l'œil, qui étincelait les jours précédents, s'éteignit peu à peu, et le système musculaire, complétement atrophié, rendit tout mouvement impossible. — L'agonisant resta encore quelques jours étendu sur son lit de douleur, ne donnant d'autre signe de vie qu'une respiration stertoreuse à laquelle se mêlait, de temps à autre, le râle précurseur de la mort... Tout à coup ses traits se contractèrent violemment; un affreux sourire distendit ses lèvres décolorées, une convulsion générale fit craquer ses articulations, et de sa poitrine décharnée sortit un bruit semblable à un gémissement... C'était son dernier soupir.

Telle fut la fin de ce vieillard insensé, victime d'un plaisir qui n'était plus de son âge. — L'amour est l'apanage de la jeunesse et de la santé; c'est un feu ardent qui pénètre et embrase les jeunes cœurs. — Dans un corps courbé sous le poids des années, l'amour ressemble à une lampe funèbre placée sur un cercueil.

Toutes les observations médicales, tous les faits se réunissent pour constater que l'amour, dans le cœur glacé du vieillard, est une greffe monstrueuse dont la conséquence inévitable se traduit fatalement ainsi : la folie érotique et la mort!

§ II

Le sexe féminin n'est pas à l'abri de la folie érotique; il paraîtrait, au contraire, que les cas de cette déplorable maladie sont plus fréquents chez les femmes que parmi les hommes. C'est, en général, de quarante-cinq à cinquante-cinq ans que l'invasion du délire érotique a lieu. Les femmes qui, pendant leur jeunesse, ont eu des accès nymphomaniques ou même des désirs sensuels violents, immodérés et non satisfaits, y sont plus sujettes que celles qui ont pu éteindre les feux de leur passion, soit légalement par le mariage, soit illégalement, par la raison que les désirs comprimés brisent, détruisent tout ce qu'on leur oppose, et s'ouvrent un passage même à travers les obstacles. Nous citerons une dernière observation qui, le cas échéant, pourra être utilisée.

SECTION IV

FOLIE ÉROTIQUE CHEZ LA FEMME A L'AGE DE RETOUR.

Mme Marie P....., d'un tempérament biliosososanguin, âgée de cinquante ans, appartenant à la classe aisée, avait, dès sa jeunesse, donné des signes non équivoques d'un penchant irrésistible aux voluptés sensuelles. Sévèrement punie par des parents imprudents, la jeune fille grandit avec le désir au cœur et l'hypocrisie sur les lèvres. La surveillance la plus stricte dont elle était l'objet ne l'empêchait pas de trouver des moments favorables à son penchant.

Mariée contre son gré à un homme âgé et valétudinaire, elle ne goûta le plaisir conjugal que pour sentir les feux du désir s'attiser, la dévorer!... Il lui prenait, parfois, des envies de bacchante; elle était poussée, comme par un mauvais génie, vers des lieux de débauche; mais le sentiment du devoir parlant plus haut que l'instinct brutal, elle résistait et s'efforçait de trouver dans la religion un remède à cette passion honteuse. Le désir qu'elle chassait de toute l'énergie de sa volonté reparaissait sans cesse, plus violent, plus difficile à maîtriser. Dans cette lutte inégale du moral contre le physique, hélas! elle succomba... Un de ces *amis célibataires,* si dangereux pour les familles, et dont nous avons tracé le portrait dans notre *Philosophie du Mariage,* lui fit oublier un instant ses devoirs.

Revenue de son égarement, cette malheureuse femme éprouva de si mordants regrets, un chagrin si profond, qu'elle en tomba gravement malade. Une fièvre ardente avec transport au cerveau la jeta dans un état des plus alarmants. La maladie fut longue et la convalescence plus longue encore. Enfin, après quinze mois de souffrances et de tristesse, elle semblait revenir à la santé, lorsque son mari s'alita à son tour et mourut presque subitement.

Cette mort inattendue affligea tellement la veuve qu'elle en fit une nouvelle maladie qui la mit à deux doigts de la tombe; mais elle en réchappa encore, et cette fois revint à la santé complétement débarrassée de l'aiguillon de la chair qui l'avait tourmentée pendant si longtemps. A cette dernière époque, elle était âgée de trente-neuf ans. Elle

vécut le laps de trois années dans un état d'indifférence qui contrastait avec son état antérieur;
elle était heureuse de ce changement, et elle s'en
applaudissait.

La *ménopause* se déclara, chez elle, à quarante-
deux ans. L'âge critique fut semé d'orages, et par
conséquent sa santé fort endommagée. A la suite
des nombreuses indispositions dont elle fut atteinte, il se déclara soudainement, au *pudendum*,
une dartre prurigineuse qui lui fit éprouver des
démangeaisons intolérables. Pendant quelque temps
elle lutta contre ces démangeaisons, dont la violence allait toujours en croissant. Les bains, les
émollients, puis les toniques et enfin les caustiques, n'apportèrent aucun soulagement. Ne pouvant plus résister à l'affreux *prurigo* qui l'assiégeait
incessamment, elle eut le malheur de recourir
aux frictions... Hélas! de ce moment, tout espoir
de guérison s'évanouit. La terrible nymphomanie
qui l'avait laissée en repos pendant de longues
années reparut tout à coup, faible d'abord, puis
augmentant peu à peu et arrivant bientôt à son
degré le plus intense.

Les moyens les plus énergiques et les mieux
combinés que la médecine opposa à cette terrible
maladie restèrent sans effet. Le violent orgasme
génital, loin de tomber, s'exaspérait; le délire
érotique avait épuisé la force vitale; la nutrition

ne se faisait plus; une horrible maigreur avait desséché .le corps, et la malheureuse s'éteignit, réduite à l'état de squelette.

Hâtons-nous d'en finir avec un si triste sujet, et passons à des descriptions moins sombres et plus attachantes.

CHAPITRE XVI

PLAISIRS ET DISTRACTIONS PENDANT LA PREMIÈRE VIEILLESSE.

De soixante à soixante-dix ans, lorsque la santé se maintient, quand aucun revers de fortune, aucune perte douloureuse de parents ou d'amis ne vient porter le deuil dans le cœur, l'homme peut encore jouir doucement des jours qui lui restent à vivre. Le calme règne désormais dans les plaisirs de cet âge.

Les jouissances du cœur et de l'âme s'offrent toujours au vieillard qui a su se préserver des infirmités, si fréquentes à son âge, par l'usage modéré des choses de la vie. Il peut encore trouver des sensations agréables où d'autres ne rencontrent que de l'ennui. Affranchi du joug de l'opinion, n'ayant plus de sacrifices à faire aux usages du

monde, le vieillard éclairé savoure enfin son indépendance, sa douce liberté; il commence à vivre
pour lui-même; il peut agir et se diriger selon ses
goûts. On est vraiment heureux, lorsque, libre de
tous soins, on peut, après une vie agitée, se livrer
aux loisirs d'un doux repos. C'est pendant ces loisirs que le sexagénaire mûrit, perfectionne les
connaissances qu'il a acquises et les fait servir au
profit de la société. De tels vieillards ne sont jamais seuls; leur conversation est instructive, at-
tachante; on aime à les entendre parler, on les
écoute et l'on se plaît à les fréquenter.

La société des parents, des amis et des diverses
connaissances forme les principales distractions du
vieillard; dans les heures de réunion qui reviennent chaque jour, on cause des affaires du temps
présent et aussi du temps passé, car il est si doux
de se reporter vers les beaux jours de la vie! Ces
réunions, ces causeries intimes deviennent presque toujours une habitude, un besoin pour le sexagénaire; leur privation est un chagrin, une douleur. C'est particulièrement à cet âge que les
souvenirs de jeunesse reviennent souvent à la mémoire, à la plus petite occasion, à la moindre
circonstance; parce que, dans tout ce qu'il voit,
dans tout ce qu'il éprouve, le vieillard croit saisir
un rapport avec ce qu'il vit et ce qu'il éprouva autrefois!... Autrefois... mot qui renferme toutes les

joies et toutes les douleurs du passé... Cette rémi-
niscence des plaisirs du printemps de la vie tient
souvent le sexagénaire enchaîné par ses charmes;
mais, hélas! il s'y attache presque toujours un
regret, le regret de l'impuissance... Le temps passé
ne revient plus...

La lecture offre au vieillard, qui a cultivé les
lettres, de douces distractions. Non-seulement il
se tient au courant des nouvelles du jour, par les
journaux, mais encore de toutes les productions
littéraires estimées, et durant cette lecture les
heures s'enfuient rapides et légères. Quelquefois il
prend la plume et rédige ses impressions : c'est
encore pour lui un doux plaisir. Les productions de
son esprit ne revêtent plus le brillant coloris d'autrefois, mais elles sont empreintes de cette sage
philosophie qui les rend utiles à ceux qui les lisent.
Avec quels délices il rouvre et feuillète les classi-
ques qu'il maudissait au collége, et qui lui valurent
plus d'un *pensum!*... Virgile, Horace, Tacite, La
Fontaine, Boileau, etc., chaque fois que le sexagénaire vous relit, c'est pour lui un nouveau plaisir;
vous lui rappelez ces jours dorés de la première
jeunesse.

Heureux, cent fois heureux ! le vieillard qui a su

se ménager la société des Muses. A cette dernière
phase de la vie où l'on est souvent abandonné des
siens, où l'on s'avance sur une route qui devient
de jour en jour plus déserte, le vieillard qui peut
encore invoquer les Muses et continuer son doux
commerce avec elles, n'est jamais seul, car il a toujours près de lui une de ces aimables déesses qui
font le bonheur de ceux qu'elles protégent. Mollement bercé par les riantes fictions qu'enfante encore
son cerveau, ses journées s'écoulent tranquilles,
heureuses, et la pente qui le conduit à la tombe est
cachée sous des fleurs.

§ IV

De tous les plaisirs que l'âge de déclin et la première vieillesse peuvent goûter, le plus doux et surtout le plus utile à autrui est celui de faire le bien.
Il est si facile au vieillard de faire le bien en mettant au profit de ses semblables les fruits de sa
longue expérience. Ainsi, par exemple : — Aider
de ses conseils et de sa bourse la pauvre veuve
chargée d'enfants. — Diriger la conduite du père
de famille qui a éprouvé des revers et que sucent
d'avides usuriers. — Ramener la paix sous le toit
conjugal où la discorde a soufflé. — Pénétrer dans
les réduits où se cache la misère, où s'étiolent des
familles entières, leur donner les premiers secours

et appeler sur eux la charité publique. — Dissiper les chagrins, calmer les douleurs, sécher les larmes. — Ramener l'espoir dans les cœurs d'où il s'est enfui. — Exhorter les jeunes filles à la vertu, leur donner des récompenses dans ce but; leur faire bien comprendre que la beauté sans sagesse est une fleur sans parfum. — Encourager les jeunes gens aux actions nobles et généreuses; leur faire haïr le vice et aimer la vertu. — Jouer avec les petits enfants, corriger leurs défauts en leur donnant des jouets, des friandises; les instruire en les amusant. — Enfin pratiquer une foule de bonnes actions, pour lesquelles l'occasion ne manque jamais.

Tels seraient les plaisirs et les nobles distractions que l'âge de déclin et la première vieillesse devraient toujours se procurer. C'est particulièrement aux personnes favorisées de la fortune que les plaisirs de la bienfaisance s'offrent à tout moment. En effet le sexagénaire, affranchi du joug des passions et de l'opinion, sur le point de renoncer aux vaines gloires du monde, jouit de son indépendance, et peut, en toute liberté, travailler au bonheur de ses semblables. Les honneurs et les distinctions qu'il briguait autrefois seront remplacés, bien au delà, par la reconnaissance et le dévouement de ceux qu'il aura obligés, et par le respect de tous. L'homme bienfaisant est toujours accompagné d'estime et d'amour; tous les fronts se découvrent en sa présence et s'inclinent pour lui rendre les honneurs qu'il mérite.

Le philanthrope qui consacre sa vie et sa fortune au service des malheureux, n'est-il pas un homme d'élite, un homme privilégié, dont la présence inspire la vénération? On ne l'invoque jamais en vain. Hier, muni d'aliments, il pénétrait dans un bouge où la faim dévorait la mère et les enfants; aujourd'hui il donne sa bourse à un malheureux père de famille, dont la récolte et les fruits ont été anéantis par un orage. Demain il soulagera une autre infortune; les jours suivants, ce sera d'autres bonnes actions à enregistrer; enfin tous les instants de sa vie seront marqués par des bienfaits!... Mais aussi, à chaque bonne action, à chaque bienfait, ce seront de nouveaux plaisirs, des voluptés morales auxquelles rien ne saurait être comparé; il semble que le ciel ait voulu le récompenser par les joies qu'il lui dispense libéralement.

O vieillard! que la fortune a comblé de ses faveurs, fais un noble emploi de tes richesses en les consacrant à des œuvres de bienfaisance; tu en bénéficieras doublement : d'abord la satisfaction, le contentement du cœur et de l'âme, et puis la reconnaissance des obligés, ainsi que la gratitude de leurs parents, de leurs amis, l'admiration de tous ceux qui ont entendu parler de ta belle action; enfin le respect et la vénération de tout le village ou de la ville qui s'honore et s'estime heureux de te posséder, qui tous les jours en remercie le ciel. Riche vieillard, pourquoi te priver du doux plaisir de la bienfaisance? il est de ton âge. Quand les autres plaisirs t'abandonnent, celui-là te reste; et lorsque tu en auras connu la douceur, tu remercieras les dieux de te l'avoir procuré. O vieillard! tu vas bientôt quitter ce monde; à quoi te serviront tes richesses, si tu ne les utilises aujourd'hui à faire des heureux et à glorifier ton nom? Rappelle-toi que les noms des hommes bienfaisants, inscrits dans les annales de la vertu, brillent d'une gloire impérissable; car la gloire qui les environne n'est pas entachée de larmes et de sang; ces noms révérés sont transmis d'âge en âge et signalés aux hommes comme des modèles à suivre.

La nouvelle suivante fournira la preuve de l'ineffable plaisir attaché aux œuvres de bienfaisance, ainsi que la reconnaissance et les bénédictions dues au bienfaiteur.

CHAPITRE XVII

BIENFAISANCE.

Un honnête paysan, nommé Jacques, père de famille, tenait à ferme une petite propriété appartenant à un homme aussi riche qu'intéressé. Depuis cinq ans qu'il était fermier, il payait exactement sa redevance ; mais il s'imposait de dures privations, car la somme portée au bail était exagérée. Pour comble de malheur, pendant la nuit d'un été brûlant, la plus effroyable tempête ravagea ses champs. Le jardin fut bouleversé de fond en comble, les arbres renversés, arrachés, et les moissons furent entraînées par les eaux torrentueuses. Le lendemain, quelle matinée !... quel jour de désolation !... pour le pauvre Jacques, qui nourrissait sa famille à la sueur de son front.

Le jour du paiement étant arrivé, Jacques ven-

dit la croix d'or de sa femme Brigitte, quelques
bestiaux et les meubles dont il pouvait se passer. Ce
fut à peine s'il put réaliser le quart de la somme. Il
se disposait, le cœur navré de tristesse, à se rendre
chez le propriétaire, lorsqu'un homme l'arrêta sur
le seuil de sa porte . c'était l'homme d'affaires de
son maître.

— M. Ricard s'étonne, lui dit-il d'un ton sec,
que vous ne soyez pas venu, comme les années précédentes, au jour de l'échéance, lui apporter sa
rente.

— Hélas! mon brave Monsieur, lui répondit le
pauvre Jacques, je n'ai jamais manqué, depuis cinq
ans, à remplir ce devoir; mais il m'est arrivé un si
grand malheur que je mets ma confiance dans la
pitié de mon maître.

— Vos malheurs, mon brave homme, ne nous
touchent en rien; c'est de l'argent qu'il faut à
M. Ricard. Demain, si vous n'avez pas payé votre
échéance, vous y serez contraint par les lois. Tenez-
vous pour averti.

Le pauvre Jacques resta comme foudroyé par
ces paroles; ses lèvres pâles et tremblantes ne pu-
rent articuler aucun mot; ce terrible avertissement
lui faisait pressentir un dénouement funeste.

Le soir même, le malheureux métayer entrait
dans l'hôtel de son riche propriétaire. Un valet de
sa connaissance l'introduisit dans l'antichambre,

où il resta deux grandes heures. M. Ricard était à table. Jacques entendait les joyeux éclats du plaisir, et il avait les larmes aux yeux, la tristesse dans l'âme ; il sentait l'odeur appétissante des mets, servis à profusion, et il avait la faim sur les lèvres. Il attendait, dans l'anxiété, que M. Ricard voulût bien lui accorder une minute d'audience.

Un valet, touché de l'air piteux du pauvre métayer, prit sur lui de dire à son maître :

— Monsieur, le plus honnête de vos métayers vous supplie de lui accorder quelques minutes ; depuis deux heures le brave Jacques se désespère...

— Dis à Jacques de s'en aller ! On ne vient pas interrompre un honnête homme pendant son dîner.

— Si Monsieur voyait sa douleur et ses larmes, peut-être aurait-il la bonté...

— Tais-toi, drôle ! cria le maître, ou je te chasse sur-le-champ.

Une voix de femme fit entendre ces mots :

— Jacques est un honnête homme ; vous connaissez les pertes que lui a causées un orage épouvantable ; ne pourriez-vous pas, mon ami, un peu les alléger?

— Comment trouvez-vous cette demande généreuse? demanda M. Ricard à ses convives.

La petite voix continua :

— Ne renvoyez pas ce brave homme si brusquement, faites-lui donner quelques consolations.

16

— Ma femme est douée d'un excellent cœur, poursuivit M. Ricard, elle épuiserait mes revenus en libéralités, si je n'y mettais bon ordre. Dites-moi, ma chère, qui vous ferait boire ces vins ambrés et savourer ces crêmes d'ananas, dont vous êtes si friande, si à chaque giboulée il fallait compatir au malheur des paysans? Laissez-moi, je vous prie, la direction de mes affaires ; contentez-vous de charger vos toilettes de dentelles et vos bras de diamants. Quant à Jacques, c'est déjà beaucoup que de le plaindre.

Jacques ne perdit pas un mot de cette conversation et s'en retourna plus affligé que jamais.

— C'en est fait, dit-il à Brigitte, plus d'espoir ; nous sommes perdus... Les riches restent impassibles devant les pleurs des malheureux ; l'orage qui nous a réduits à la misère, ne sera rien en comparaison de celui qu'on nous prépare.

Quelques jours après, Jacques et sa famille, chassés de la métairie, se dirigeaient sur la capitale escortés par des gens de la justice ; Brigitte remplissait l'air de ses sanglots, et les enfants pleuraient aussi en voyant les larmes aux yeux de leur mère.

Un digne monsieur, envoyé par le ciel, sans doute, se promenait sur la route ; il s'arrête pour regarder cette pauvre famille éplorée, et s'étant approché des recors :

— Qu'a donc fait cet homme, leur demanda-t-il, pour qu'on le conduise de la sorte?

— Il n'a pu payer son bail, lui répondit-on, et le propriétaire a obtenu prise de corps.

— Sa dette est-elle grosse?

— Nous l'ignorons. Mais, d'après ce que nous avons entendu dire, ce serait peu de chose.

— Et, pour peu de chose, on l'enlève à sa famille?

— Nous exécutons la loi.

— Je me porte caution pour lui. Voulez-vous m'emmener à sa place?

— Cet échange n'est pas possible, Monsieur; cependant, si vous désirez nous suivre, nous ne nous y opposons point.

— Eh bien! je vous accompagnerai.

Pendant le trajet, Jacques raconta son histoire à ce généreux inconnu qui l'interrompit plusieurs fois par ces mots :

— Horrible soif de l'or!.. Pauvres laboureurs!..

Quand Jacques eut achevé, l'inconnu s'écria :

— Ainsi donc, votre propriétaire vous avait fait contracter un bail onéreux; vous aviez épuisé la mince dot de votre femme pour amender ses terres; vous les aviez fertilisées de vos sueurs, et aujourd'hui il vous chasse, il vous fait saisir comme un malfaiteur! mais cette conduite est infâme...

Puis, en lui tendant la main :

— Jacques, retenez bien mes paroles : Ici-bas, le fort écrase le faible, le riche dépouille le pauvre. Cependant, ne maudissez pas les hommes, parce qu'il en est de bons, et ceux-là rachètent les mauvais.

Ces paroles étaient si douces, si consolantes ; la physionomie de ce philanthrope était si belle, que Jacques le prit pour un ange et voulut s'agenouiller devant lui... Ses douleurs, ses chagrins s'éteignirent subitement et son cœur se dilata de joie.

Lorsqu'on fut arrivé aux barrières de la grande ville, l'inconnu fit entrer la famille de Jacques dans une auberge, recommanda qu'on ne les laissât manquer de rien, et s'adressant à Brigitte :

— Consolez-vous, bonne mère, et vous, petits enfants, séchez vos larmes ; dans quelques heures vous embrasserez votre père.

Le philanthrope, Jacques et les deux recors montèrent dans une voiture, qui roula vers la Chaussée-d'Antin et s'arrêta devant la porte de l'hôtel Ricard.

Les visiteurs furent immédiatement annoncés au maître ; mais ce ne fut qu'au bout de trois quarts d'heure que M. Ricard voulut bien les recevoir. Il était étendu dans un large fauteuil, un journal à la main. En se retournant, il aperçut Jacques et dit d'une voix impatiente :

— Mon Dieu ! c'est encore ce malheureux qui

vient m'importuner; qu'on me laisse en repos;
j'ai déjà dit que cela regardait mon homme
d'affaires.

— Mille pardon de notre importunité, répondit
le philanthrope en s'inclinant devant M. Ricard;
veuillez, je vous prie, Monsieur, nous excuser d'ê-
tre venus troubler un instant votre repos; mais
cet homme-là est mon parent et je viens pour ac-
quitter sa dette.

A cette voix si douce, à ces manières si distin-
guées, M. Ricard se leva, confus et, à son tour,
s'excusa de son impolitesse, car le financier se pi-
quait d'être un homme du monde; il lui offrit un
siége et l'invita très-poliment à s'asseoir.

L'affaire fut bientôt arrangée. Le philanthrope
tira quelques billets de son portefeuille et les donna
au propriétaire impitoyable. M. Ricard en lui remettant un reçu de sa créance, dit d'un ton pa-
telin :

— Ce pauvre Jacques est un brave homme, je
suis, en vérité, honteux que ce diable d'homme
d'affaires ait poussé si loin la chose.

Ces deux hommes se séparèrent : l'un s'applaudissant d'avoir rattrapé son argent; l'autre pensant que ce Ricard n'était qu'un égoïste, au cœur
sec, aux doigts crochus, comme il y en a tant...
hommes inutiles à la société, malgré leurs richesses,
et souvent dangereux.

16.

Avant de sortir de l'hôtel, Jacques voulut se jeter aux pieds de son bienfaiteur; mais celui-ci le releva en prononçant ces paroles si belles :

— Jacques, le petit service que je viens de vous rendre est peu de chose; à ma place vous en eussiez fait autant. Le meilleur et le plus noble emploi qu'on puisse faire des richesses que le ciel nous a données, est de soulager les misères partout où on les rencontre.

— Non! vous n'êtes pas un homme, s'écriait Jacques, tout étourdi de ce bienfait désintéressé; vous êtes un habitant du ciel... et il lui pressait les mains qu'il portait à ses lèvres.

Ils allèrent, aussitôt, rejoindre Brigitte et les enfants, qui coururent à leur rencontre du plus loin qu'ils les aperçurent.

Après s'être mêlé aux élans de la joie de ces braves gens, le bienfaiteur, avec un divin sourire, dit à Jacques :

— Ah! ça, mon garçon, ce n'est pas tout que d'être reconnaissant, il faut, à ton tour, me rendre un service.

— Oh! quel bonheur! s'écria Jacques, de pouvoir vous prouver que ma vie vous appartient. Parlez, ordonnez! Tout ce qu'il y a de sang dans mon cœur est à vous!

— J'ai promis à un de mes amis, qui habite la campagne, de lui envoyer un jardinier de la capitale;

de vous, Jacques, dépend l'accomplissement de ma promesse. Partez aujourd'hui, avec votre famille, pour une quinzaine, au plus; à votre retour, je me charge de vous avoir trouvé une condition plus heureuse que celle d'où vous sortez. Acceptez-vous?

— Si j'accepte! repartit Jacques avec joie; mais je suis à vos ordres, mon bienfaiteur; vous n'avez qu'à parler et nous partons sur-le-champ! Pour vous, nous irions au bout du monde...

— C'est très-bien, mon garçon, je suis satisfait de votre empressement.

Le philanthrope sortit son agenda, écrivit quelques lignes et les donnant à Jacques.

— Voici les noms de la campagne et de l'ami chez lequel vous descendrez; vous lui présenterez ce papier et il vous hébergera, pendant tout le temps que vous resterez pour tailler les arbres de son jardin et de ses vergers. Puis, il conduisit Jacques et sa famille au bureau d'une diligence faisant le service de cette contrée; et le jour même ils partirent.

Vers le soir du quinzième jour, le travail de Jacques étant entièrement terminé, ses enfants s'amusaient à réunir, en fagots, les branches éparses; lui était assis près de sa femme, et lui racontait son rêve de la nuit : notre bienfaiteur m'est apparu, disait-il, sous la forme d'un ange!...

— C'est bien surprenant, disait Brigitte, j'ai fait le même rêve...

— Père! cria l'aîné des enfants, moi aussi, j'ai rêvé d'un ange.

Au même instant une chaise de poste s'arrêta à l'entrée de l'avenue; un homme en sortit, c'était le bienfaiteur!... Toute la famille s'élança à sa rencontre.

— Je suis heureux de votre joie, dit l'homme bienfaisant, je reçois avec plaisir vos caresses : il y a tant d'ingrats dans ce monde!... Ah! ça, Jacques, j'ai une bonne nouvelle à vous apprendre; votre ouvrage est-il achevé?...

— Oui, mon digne et noble maître; j'avais donné le dernier coup de serpette, et nous nous étions assis, Brigitte et moi, pour parler de vous et appeler sur votre tête les bénédictions du ciel, lorsque vous êtes arrivé...

— Je viens, tout exprès, vous chercher, afin de vous installer dans votre nouvelle demeure. Cette fois-ci, je l'espère, vous n'aurez pas un maître aussi impitoyable que M. Ricard.

Le lendemain, ils partirent tous. Quelle fut la surprise de Jacques et de Brigitte de se trouver, en descendant de voiture, sur l'aire de l'ancienne métairie... Mais, à la place de la chaumière chétive, s'était élevée, comme par enchantement, et brillait au soleil, une gentille maisonnette aux contrevents verts; ils promenaient leurs regards autour d'eux, puis les arrêtaient sur leur bienfaiteur. Jacques, tout ébaubi, regardait les arbres, ses élèves; ce jardin, ces champs, dont les moissons avaient été hachées; c'était bien la propriété de M. Ricard, hormis la maison blanche et gentille. Les yeux de ces braves gens s'arrêtèrent de nouveau sur l'homme généreux, qui ouvrit la porte de la maison et les invita à y entrer. Dans une pièce, se trouvaient de jolis meubles et tous les ustensiles de ménage; dans une autre, les instruments de jardinage et d'agriculture étaient rangés avec ordre et symétrie.

Jacques, dit en souriant le philanthrope, cette maison et tout ce qu'elle renferme, vous appartient désormais : voilà le contrat qui vous en assure la propriété. Après avoir été victime d'un propriétaire impitoyable, devenez maître à votre tour. Surtout n'oubliez jamais que l'amour de ses semblables est la seule, la vraie religion qui résume toutes les vertus; et, si quelquefois l'infortune vient frapper à votre porte, accordez-lui, en mémoire de moi, une bienveillante hospitalité.

Jacques, Brigitte et leurs enfants se jetèrent aux pieds de leur bienfaiteur; et, n'osant croire à un si grand bonheur, balbutiaient des remerciements entremêlés de soupirs, de larmes de joie et de reconnaissance.

Le philanthrope, attendri, leur pressa affectueu-

sement la main, en leur adressant ces dernières paroles :

— Jacques et Brigitte, je vous le dis du fond du
cœur, ce jour est un des beaux jours de ma vie. Les
plaisirs du monde, dont je me suis longtemps bercé,
ne sont rien en comparaison du plaisir que j'é-
prouve aujourd'hui. — L'homme est assez récompensé du bien qu'il fait par le bonheur qu'il en
retire. Jacques, et vous, Brigitte, retenez bien
ceci, afin de le pratiquer dans l'occasion : — Celui
qui place un bienfait sur des êtres reconnaissants,
est peut-être plus heureux que ceux qui le reçoivent.

En achevant ces mots, le philanthrope s'échappa
des bras de ces braves gens qui cherchaient à le
retenir ; il partit sans qu'on ait jamais su son nom.

Le brave Jacques et sa femme prient, chaque
soir, pour leur bienfaiteur ; mais ils ne l'ont jamais
revu...

O vous ! riches vieillards, qui avez usé tous les
plaisirs et qui ne trouvez plus d'excitants pour
chasser vos ennuis ; essayez de la bienfaisance !
Quand vous aurez goûté à ce nouveau plaisir, vous
regretterez de n'avoir pas mordu plus souvent à un
fruit qui offre tant de parfum et de saveur !

CHAPITRE XVIII

SECTION PREMIÈRE.

DEUXIÈME VIEILLESSE

Elle commence à la fin de la soixante-dixième année et finit vers la soixante dix-neuvième. D'après les lois physiologiques, c'est l'avant-dernière période de la vie humaine, devancée ou retardée de quelques années, selon le tempérament, le milieu dans lequel on a vécu, le régime qu'on a suivi et la conduite qu'on a tenue pendant les périodes précédentes. Mais, dans notre civilisation, où la vie s'use si vite par les excès de tous genres, cette seconde vieillesse, pour ceux qui y parviennent, tient généralement à la décrépitude.

Les plaisirs de cet âge sont, à peu de différence près, les mêmes que ceux de l'âge précédent; seulement ils deviennent, de jour en jour, plus rares.

Le corps épuisé ploie sous le poids des années ; les mouvements sont plus lents, plus difficiles, et la fatigue persistante qui accompagne l'exercice musculaire ne permet plus les longues promenades ; le septuagénaire désire le repos. Chaque année ajoute à la décadence organique et ses facultés intellectuelles baissent sensiblement. Le cercle des rares plaisirs se rétrécit de plus en plus : la société de quelques amis, la table, la tabatière ou la pipe, si l'on prise ou si l'on fume, sont toujours des distractions recherchées et passées à l'état d'habitude.

Un plaisir toujours très-vivace chez beaucoup de septuagénaires, c'est celui de raconter, on pourait dire de rabâcher les circonstances les plus remarquables de leur vie passée ; ils appuient et s'arrêtent intentionnellement sur les belles ou bonnes actions qu'ils ont faites, et attendent les éloges des auditeurs ; car le septuagénaire est très-sensible à la louange. Ces sortes de narrations sont pour lui un plaisir qui lui fait oublier son âge et ses infirmités. Il parle, s'anime, répète ce qu'il a déjà dit, accompagne du geste ses paroles, et se croit, un moment, revenu au temps passé. En maintes circonstances son amour-propre se réveille, il se plaît à conter ses prouesses d'autrefois ; il ajoute même à sa vie des épisodes qui n'ont jamais existé ; il se fait plus riche, plus généreux, plus honoré qu'il ne le fut. En un mot, il aime qu'on l'écoute, qu'on le croie et qu'on le flatte. C'est pourquoi les personnes adroites qui veulent obtenir quelque chose d'un vieillard, se font ses admirateurs, lui prodiguent la louange et arrivent bientôt à leur but.

Il existe un singulier plaisir chez beaucoup de vieillards, c'est celui d'économiser, d'entasser même en s'imposant des privations. L'instinct de posséder, qui, pendant la jeunesse, dormait ou ne se montrait qu'à peine, se développe, chez lui, au point de faire taire les autres penchants. Autrefois il dépensait gaîment pour ses plaisirs, aujourd'hui il est devenu parcimonieux, avare; il est d'autant plus économe qu'ils a été prodigue. On rencontre même des vieillards chez qui le plaisir d'accaparer est passé à l'état de monomanie. On a beau leur crier qu'ils possèdent plus qu'ils ne pourront jamais consommer; cela ne produit rien; ils entassent toujours, d'abord dans la crainte de manquer du nécessaire, et ensuite parce que c'est leur bon plaisir.

SECTION II.

DE L'HABITUDE CHEZ LES VIEILLARDS.

L'habitude chez les septuagénaires est devenue un penchant irrésistible, une nécessité de leur existence, qu'il faut bien se garder de contrarier; car

17

la plus légère contrariété à ce sujet, les attriste, les irrite et peut leur occasionner une maladie.

Les habitudes se remarquent sur toutes les choses et circonstances de la vie; ainsi, l'habitude de se lever et de se coucher à telle heure; de prendre ses repas et de faire sa promenade à telle autre. L'habitude de diviser sa journée en plusieurs parties, selon la position, la place qu'on occupe et les distractions qu'on recherche; l'habitude de fréquenter un cercle, une société, un café, etc.; l'habitude de recevoir ou d'aller passer la soirée de telle heure à telle autre heure; l'habitude du foyer domestique de la ville où l'on vit, de la campagne qu'on préfère, etc., etc., et une foule d'autres habitudes qu'il serait trop long d'énumérer, sont devenues des besoins très-impérieux pour les vieillards.

Chez un grand nombre de septuagénaires, les réunions de quelques intimes à une heure indiquée du jour ou de la soirée, sont devenues tellement nécessaires, qu'on les voit tristes, maussades, irascibles, lorsque ces réunions n'ont pu avoir lieu; on remarque même, chez quelques-uns, des impatiences, du malaise, une souffrance morale. Leur visage sérieux se détend, s'épanouit quand vient l'heure impatiemment attendue de la réunion; sevrés des autres plaisirs, ils se cramponnent à celui-ci et en usent journellement. S'il arrive qu'un membre de leur société tombe malade ou meurt, les survivants en sont très-affectés et déplorent le malheur qui a fait une place vide. Dans les cas où par des circonstances forcées, des événements imprévus, ces réunions sont dissoutes, c'est une immense privation, une douleur de tous les jours pour ceux qui restent isolés. Les vieillards célibataires et ceux qui vivent seuls ne pouvant s'habituer à cet isolement, quittent quelquefois le pays et vont dans une autre ville chercher quelques distractions à leur chagrin. Il en est qui ont été si vivement affectés, que la tristesse les gagne, ils tombent malades et souvent ne s'en relèvent point.

Le septuagénaire est essentiellement routinier ; du moment qu'il a contracté une habitude, il ne saurait s'en défaire ; cette habitude pénètre si profondément dans son organisation, qu'elle devient désormais nécessaire à son existence. Il est entraîné malgré lui vers ce nouveau besoin, et vous abrégez ses jours si vous le supprimez. Nous rapporterons à ce sujet un fait contemporain.

SECTION III.

M. Bernard Tra... occupait depuis vingt ans le poste de chirurgien en chef de l'hôpital militaire d'une grande ville de France ; sa rigoureuse exactitude dans tout ce qui concernait le service était devenue proverbiale ; il exigeait de ses subordonnés la même exactitude et se montrait trop sévère contre ceux qui y manquaient ; c'est pourquoi on le craignait et il n'était pas aimé. Les jeunes chirurgiens désignés pour faire le service dans ses salles, supportaient impatiemment l'autorité de ce chef rigide et soupiraient après le jour où ils en seraient débarrassés. Ce jour arriva enfin ; M. Bernard T*** ayant atteint sa soixante-cinquième année et comptant trente-cinq ans de services, fut mis à la retraite. La joie fut grande parmi les subordonnés tandis que le pauvre chef en éprouva un chagrin mortel.

Habitué depuis si longtemps à se rendre ponctuellement à l'hôpital pour faire sa visite, le retraité ne pouvait passer tout à coup de la vie active au repos absolu. Il adressa une demande à l'autorité, afin d'obtenir la permission d'assister, chaque matin, à la visite de son successeur, et l'obtint.

L'ex-chirurgien en chef, dominé par l'habitude du commandement, ne put s'empêcher de faire des observations et même des remontrances aux jeunes chirurgiens. Nous avons dit qu'en raison de son excessive sévérité, ce chef n'était pas aimé. Or, le personnel de l'hôpital s'émut, porta plainte et, d'une voix unanime, demanda que la porte dudit établissement fût, désormais, interdite au chirurgien en chef retraité.

L'ordre fut, en effet, donné au retraité de cesser
ses visites à l'hôpital. Cet ordre, assez dur, lui porta le coup fatal!... Ce fut en vain que le pauvre
diable chercha à vaincre une habitude aussi profondément enracinée. Il venait, chaque matin, à
l'heure de la visite, se promener sous les fenêtres
des salles de malades, poussant, par intervalle, de
pénibles soupirs ; puis, lorsque la cloche annonçait
la fin de la visite, il regardait encore les croisées
et s'en retournait tristement.

Plusieurs mois se passèrent ainsi, sans qu'il
manquât un seul jour à cette habitude.

Un matin, on ne l'aperçut pas.... Le lendemain
on ne le vit pas encore... La matinée du troisième
jour s'était écoulée sans qu'il parût... Que pouvait-
il être arrivé?... Le quatrième jour on envoya s'in-
former, à son domicile, de la cause de cette absence.
On apprit que le malheureux septuagénaire,
n'ayant pu résister au chagrin qui le consumait,
s'était alité, en proie à une fièvre cérébrale.

A quelques jours de là, le glas sonnait pour un
agonisant... Le lendemain, sur le soir, on aperçut
un cercueil, escorté de quelques soldats, qui s'ache-
minait lentement vers le champ du repos.

Nous avons rapporté ce fait pour prouver combien
les habitudes sont tenaces chez les vieillards, et
pour démontrer l'imprudence qu'il y aurait à les
supprimer ; c'est littéralement une question de vie

17.

et de mort. Ce ne sera donc qu'avec les plus grands
ménagements et à la longue qu'on devra les attaquer, si, toutefois, ces habitudes sont nuisibles à la
santé du vieillard ; alors, il est indispensable de
créer de nouvelles habitudes qui lui offrent de l'attrait, pour faire oublier les anciennes ; c'est le seul
moyen que conseille la prudence. Mais, dans le cas
où les vieilles habitudes ne sont point nuisibles ni
au sujet, ni à autrui, on doit les respecter ; c'est le
seul plaisir du vieillard, pourquoi l'en priver ?

SECTION IV.

DE L'ENNUI CHEZ LES VIEILLARDS.

L'ennui est le plus mortel ennemi de notre santé ;
il attaque également et le corps et l'âme, c'est-à-
dire les forces physiques et morales. Il faut un excitant à la vie et cet excitant est toujours le but qu'on
se propose d'atteindre. Si vous supprimez le but,
vous supprimez aussi l'excitant vital et avec lui
tous les plaisirs. Tant que l'individu marche vers
ce but, l'ennui n'a point de prise sur lui, par la raison que le désir d'arriver l'aiguillonne sans cesse.
Dès que le but est atteint, ou dès qu'il est abandonné, par suite du découragement engendré par les
obstacles, l'excitant fait défaut, et l'ennui ne tarde

pas à survenir. Or, il est urgent de se proposer un
autre but vers lequel puissent, de nouveau, se porter
les espérances, les désirs. Du jour où l'homme n'a
plus d'aliment à donner à son activité, le désœuvrement arrive ; l'ennui le saisit, l'accable, et la vie
n'a plus de plaisirs à lui offrir. L'ennui, chez les
vieillards, est d'autant plus à redouter, qu'il
enraie les forces vitales, ralentit les mouvements
du cœur et détériore bientôt l'organisation la plus
vigoureuse. C'est particulièrement de soixante à
soixante-dix ans que l'isolement et le désœuvrement font naître l'ennui. Alors, pour les vieillards
fatigués, infirmes, ennuyés, plus rien sur cette
terre qu'amertume et regrets ; plus rien que l'im-
portun souvenir des plaisirs d'autrefois ; chaque
jour les glaces de l'âge et les poisons de l'ennui attaquent, détruisent la force vitale, et l'heure arrive
enfin, où un frisson général, le frisson de la mort !
s'empare du corps entier ; le sang se fige, le cœur
s'arrête et la vie s'éteint... C'est ainsi que finissent
la plupart des personnes âgées qui ont perdu l'excitant de la vie.

Mais, pour les savants, les littérateurs, les poètes,
les artistes et pour tous ceux qui poursuivent une
idée philosophique, politique ou sociale ; de même
que pour ceux qui marchent incessamment vers un
but artistique ou commercial, la vieillesse n'a pas
ces mortelles heures d'ennui et de découragement ;

il existe toujours, dans leur cerveau, une idée qui fermente et se développe, qui les pousse, les dirige et les soutient.

Le vieillard qui a le bonheur de passer le restant de ses jours au sein de sa famille, est toujours exempt des tristesses de l'isolement et de l'ennui ; car il n'est jamais seul et, de plus, on le soigne, on a pour lui tous les égards dus à son grand âge. Ensuite, les jeux des petits enfants qui courent autour de lui, leurs cris aigus, leur joie bruyante, leurs réponses naïves, lui procurent des instants de distraction. Ces visages frais et joufflus qu'épanouit le sourire ; ces petites espiègleries et toutes les manifestations de la joie enfantine, lui font passer des heures agréables et abrégent les longues soirées d'hiver. Mais, pour être apte à éprouver ce genre de plaisir, il faut aimer les enfants, et beaucoup de vieillards les trouvent importuns.

Les villageois, les paysans, toujours occupés de leurs travaux champêtres, ne connaissent pas le désœuvrement qui dégrade le citadin. Ils n'ont pas le temps de s'ennuyer, eux ; ils sont forcés de travailler pour nourrir et élever leur famille. Il n'est pas rare de voir des septuagénaires, parmi eux, se livrer bravement aux durs travaux des champs ; ce sont ces travaux qui entretiennent leur vigueur et leur santé ; qui leur font trouver une saveur agréable à leur pain noir et à leurs aliments grossiers ;

ce sont ces travaux qui leur apportent un sommeil doux et réparateur ; et qui les rendent heureux, contents de leur sort, lorsque les éléments bouleversés ne viennent pas détruire leurs espérances.

SECTION V.

DERNIÈRE PHASE DE LA VIE HUMAINE. — CADUCITÉ.

A cette dernière phase, qui est la limite de la vie humaine, et à laquelle peu d'individus parviennent, les plaisirs sont devenus extrêmement rares. L'octogénaire marche difficilement ; le bâton est devenu nécessaire pour le soutenir, lorsqu'on ne lui donne pas le bras ; ses promenades sont très-courtes, la locomotion est difficile et ses membres inférieurs sont d'abord fatigués ; il a besoin de repos et passe une grande partie de la journée dans un fauteuil. La première enfance et la caducité se rencontrent sur ce même point : l'enfant ne peut marcher sans être soutenu ; le caduc a besoin d'un bras pour assurer ses pas chancelants.

L'octogénaire qui jouit d'une santé satisfaisante, grâce à sa conduite régulière pendant les phases précédentes, peut encore éprouver le plaisir de la société des parents et des amis ; il s'entretient avec eux des nouvelles du jour ; néanmoins il est entraîné, malgré lui, à parler du temps passé ; les hommes et les choses d'alors lui semblaient mieux valoir que les hommes et les choses d'aujourd'hui. On rencontrait plus de loyauté, de bonne foi et de désintéressement; il y avait plus de franchise et d'aménité dans les rapports sociaux, surtout plus de délicatesse, plus de générosité dans les actions, et beaucoup moins d'égoïsme; plus de courtoisie et de galanterie envers les dames, plus de respect pour les hommes distingués et les vieillards; il y avait plus d'entrain dans les fêtes, les jeux et les divers amusements; plus de gaieté et de cordialité dans les dîners de famille; enfin, il lui semble que tout a dégénéré, non-seulement les hommes, mais encore le climat; car, les saisons ne sont plus aussi bien réglées qu'elles l'étaient jadis; il en résulte que les fruits et autres biens de la terre ne sont plus aussi beaux. D'où il conclut que s'il est dans la destinée de notre planète d'éprouver des changements, de se détériorer, ce nouvel ordre de choses a déjà commencé.

Ainsi parle et raisonne l'octogénaire, qui ne voit plus le monde tel qu'il le voyait dans sa jeunesse, parce que ses sens, usés par le frottement des années, ne fonctionnent que très-imparfaitement; plusieurs sens sont abolis ou très-affaiblis; le goût et l'estomac conservent seuls leur aptitude. Les années marchent toujours! La vie intellectuelle, déjà fort languissante, s'éteint de jour en jour; la vie animale ramène à elle toutes les fonctions de l'économie. La locomotion, déjà très-difficile, est devenue impossible, le sujet mange, boit et dort en attendant l'heure de sa destruction.

Telle est la marche des principaux phénomènes qui précèdent et accompagnent la *mort sénile;* mais peu de sujets arrivent à cette fin ; le plus grand nombre est emporté par des accidents ou des maladies.

CHAPITRE XIX

LES SENS.

L'organisation humaine dans son intégrité, possède cinq sens : la *Vue* — l'*Ouïe* — l'*Odorat* — le *Goût* et le *Tact*.

C'est au moyen des sens que le plaisir comme aussi la douleur nous affecte : les sens reçoivent l'impression extérieure, et soudainement cette impression est transmise au cerveau par les conducteurs nerveux ; d'où la perception des diverses sensations. Heureux celui qui possède ses sens dans toute leur intégrité; car c'est sur eux qu'agissent les stimulus ou excitants de la vie ; ce sont eux qui déterminent nos idées, qui dirigent nos actions et rectifient nos jugements ; ce sont eux, enfin, qui, par leur activité, nous procurent les agréments de la vie, qui nous préservent de cette somnolence, de cette apathie dans laquelle tombent tous les êtres dont les sens sont usés.

Relativement à la prééminence d'un sens sur l'autre sens, les philosophes et les physiologistes les ont rangés dans l'ordre précédemment indiqué, par des raisons plausibles qu'on ne saurait méconnaître, et que nous allons exposer.

La VUE a été placée en tête des sens comme le sens le plus délicat, le plus subtil. La rétine, épanouissement nerveux, principal organe de la vision, n'est qu'un prolongement des nerfs optiques du cerveau, c'est pourquoi les yeux brillent du feu de l'esprit, et si la pensée peut atteindre instantanément aux bornes de l'univers, les yeux peuvent aussi s'élancer dans les plaines incommensurables du firmament.

L'OUIE, placée au second rang, a également son origine dans le cerveau; sa sphère d'action, quoique moins étendue que celle de la vue, l'est davantage que la sphère des autres sens. De là vient que nous pouvons entendre les sons les plus légers à des distances plus ou moins considérables.

L'ODORAT, plus extérieur et moins intime au cerveau, possède une force sensitive moindre que

18

celle des deux premiers sens; sa sphère d'action ne s'étend qu'à peu de distance.

Le GOUT, encore plus éloigné du cerveau que les sens précédents, ne peut agir que sur les molécules avec lesquelles on le met en contact.

Enfin, le TACT, le plus inférieur et le plus étendu de tous les sens, s'exerce immédiatement sur tous les corps soumis à son action.

Les cinq sens se trouvent compris entre l'organe de la pensée, le *cerveau*, et les organes de la génération, qui représentent les deux pôles de l'organisation humaine. Le cerveau est le foyer de l'intelligence, et les organes générateurs sont le centre des sensations charnelles.

Les facultés intellectuelles sont d'autant plus développées, d'autant plus faciles, qu'il existe entre les sens une exacte correspondance, une harmonie parfaite. Ainsi, des yeux bien conformés, des oreilles parfaitement justes, reçoivent et transmettent rigoureusement les sensations qu'ils éprouvent, tandis que des yeux affectés d'un vice qui nuit à la vision, une oreille fausse, transmettent au cerveau des impressions également fausses, c'est-à-dire qui ne sont point en rapport avec l'excitant qui les produit.

La *vue* et l'*ouïe* ayant une relation plus intime avec le cerveau, reçoivent les impressions du beau; ce sont les sens *supérieurs*. Le *goût* et le *tact*, plus éloignés du cerveau, ne reçoivent que des impressions purement physiques, et les sensations qu'ils produisent sont plus charnelles, plus animales; ils ont été nommés sens *inférieurs*. Ce sont les abus de ces deux sens qui rendent les individus intempérants, libertins. L'*odorat*, qui est intermédiaire entre les sens *supérieurs* et les sens *inférieurs*, participe de ces deux sens; c'est-à-dire qu'il tient des premiers par l'impression des parfums suaves qui exaltent l'imagination, et par les odeurs animales qui excitent les sens; et encore par les arômes culinaires qui réveillent l'appétit et font quelquefois naître la gourmandise.

Plus on exerce les sens supérieurs et moins les sens inférieurs ont de prépondérance, *et vice versâ*. Plus un sens est exercé, et plus il se développe; au contraire, moins il est exercé, plus il reste faible, et son affaiblissement augmente l'activité des autres sens. C'est pourquoi l'on est généralement entraîné par le sens qui a pris une prépondérance marquée sur les autres. Les enfants, par exemple, dont les besoins de manger sont plus fréquents et plus vifs que chez les jeunes gens, se montrent ordinairement gourmands. Mais, quand arrive l'âge de puberté, les organes génitaux attirant à eux une plus grande partie de sucs nutritifs nécessaires à leur développement, la gourmandise fait place au penchant de l'amour. Ainsi l'a voulu la nature.

SECTION PREMIÈRE.

PLAISIRS DES SENS.

La vue. — La vue, considérée comme le sens le plus supérieur, nous procure des plaisirs d'un ordre plus élevé que les autres sens ; ces plaisirs affectent généralement l'imagination et mettent en jeu les facultés intellectuelles. C'est avec les yeux que nous admirons tout ce qui est beau, tout ce qui plaît par la forme, les proportions et la couleur. C'est avec les yeux que nous admirons les richesses de la nature, semées, avec profusion, autour de nous. Sans les yeux nous ne pourrions assister à ces levers de soleil empreints de tant de magnificence, et jouir des agréments d'une belle journée. Les nuits aussi ont pour les yeux des charmes ; ces belles nuits étoilées, nuits parfumées de mystère et d'amour, comme celles de Corinthe aux temps de Laïs (1) !

(1) *Les Nuits Corinthiennes, ou les Soirées des Courtisanes grecques*, intéressant ouvrage, d'une lecture aussi amusante qu'instructive. Prix : 3 fr.

La vision est de tous les sens, la plus féconde en sensations et en plaisirs ; n'exigeant point le contact immédiat des corps pour s'exercer, son action est plus indépendante et son activité plus grande. Sans la vue, la nature et ses splendeurs, les cieux et leur riant azur, ne pourraient être appréciés ; car, tout est ténèbres pour l'aveugle-né... C'est avec la vue que nous distinguons le soleil et les astres, que nous voyons la lumière et les couleurs ; que nous voyons, chaque année, la terre se parer de fleurs, les arbres se charger de fruits. Nos yeux peuvent instantanément quitter les hautes montagnes où ils étaient fixés, pour descendre dans la plaine et se promener dans les vallées ; ils peuvent suivre le cours sinueux des fleuves qui arrosent les terres, et, après les avoir accompagnés jusqu'à leur embouchure, s'arrêter étonnés devant l'imposant spectacle des mers !... Et ces animaux aux riches fourrures, et ces variétés d'oiseaux au brillant plumage ; et ces myriades d'insectes dont les uns jettent des lueurs phosphorescentes et les autres imitent les feux du diamant ; sans les yeux pourrions-nous les admirer ?...

Ainsi donc, tandis que les autres sens n'ont qu'une sphère d'action fort restreinte, la vue peut agir en tous sens, de près ou de loin, et toujours en liberté. Les yeux, nous le répétons, fatigués de se promener sur terre, peuvent s'élancer dans les airs,

18.

plonger et se perdre dans l'immensité des cieux !

Et maintenant, dites-moi, n'est-ce pas un vif plaisir pour l'artiste ou l'amoureux, que d'admirer, en détail, les beautés qu'offre la femme : ses formes arrondies, séduisantes; l'ébène ou l'or de ses cheveux qui font ressortir la blancheur de sa peau? Ses yeux si tendres, ses lèvres où se promène un charmant sourire, et cette jolie bouche qui ne devrait s'ouvrir que pour laisser passer des paroles de tendresse èt d'amour!.. Les autres sens peuvent-ils procurer de semblables plaisirs? Évidemment non!.. L'*ouïe* nous permet d'entendre la voix, les soupirs, le frôlement de la robe de celle qu'on aime ou qu'on admire; l'*odorat*, de suivre sa trace embaumée; le *toucher*, d'éprouver le contact caressant de son derme velouté... Mais, les lis et les roses de sa peau, les séduisants contours de sa poitrine; ses épaules et ses bras potelés, ses mains si mignonnes, ses petits pieds; ses attitudes, ses poses, sa démarche légère; enfin, les grâces, les attraits, les mille charmes que lui prodigua la nature, il n'y a que les yeux qui puissent les contempler, les admirer!..

§ I

Parlerons-nous des fêtes, des réjouissances publiques, où l'art du décorateur déploie toutes ses ressources pour frapper les yeux et développer l'enthousiasme : ces longues guirlandes d'illuminations aux cent contours ; ces feux d'artifice qui sillonnent l'air de leurs jets enflammés et qui retombent en étoiles ou en pluie d'or. Ces feux du Bengale, dont l'éblouissante clarté force les yeux à se baisser. Et ce forminable bouquet composé de cent mille fusées qui partent tout à coup, montant ensemble au haut des airs, éclatent et répandent de tous côtés des flots incandescents et des nappes d'un feu si vif, qu'on croirait à un incendie du ciel.

Ces brillantes pièces d'artifice ne sont point les seuls amusements de la soirée : les ifs lumineux se dressant de tous côtés ; les flammes blanchâtres du gaz, tantôt s'enroulant autour des colonnes et tantôt formant des lignes étagées, des perspectives mouvantes. Les touffes de verdure, les corbeilles de fleurs, une profusion de vases et de statues décorant la façade des monuments publics ; et puis, cette foule curieuse, avide d'émotions, altérée de spectacles, qui, par moments, se précipite en flots tumultueux, et d'autres fois retarde et rapproche ses ondulations. Toutes ces bruyantes distractions, toutes ces joies populaires que dispense le souverain au jour de sa fête, les yeux sont d'une nécessité absolue pour les voir et les apprécier.

§ II

Nous arrivons naturellement aux plaisirs du théâtre ; nous ne parlerons ici que des pièces dites à *grand spectacle*, où l'art du décor et du costume se montre dans tout son éclat. C'est surtout dans les décorations et les ballets de notre *grand Opéra* que se manifeste la puissance de cet art, qui n'a de rival nulle part. C'est qu'en effet, l'éblouissante clarté des feux et du luminaire, la magnificence des décorations ; les enivrements de la musique ; la légèreté et la beauté des danseuses, la richesse de leurs costumes, leur gracieux sourire et leurs poses volupteuses ; enfin, les lieux riants où la scène se passe, tout concourt à charmer les yeux et à vous plonger dans un doux enchantement !

Nous dirons aux plus indifférents : Allez à l'Opéra le jour d'une représentation féerique, regardez, contemplez, admirez, concentrez toute votre attention sur les charmants objets qui frappent vos yeux : Des bosquets verdoyants, des prairies émaillées de fleurs, des coteaux chargés d'arbres fruitiers et festonnés de pampres ; de limpides ruisseaux, des fontaines dont le jet ressemble à du cristal ; des nappes d'eau tombant en cascades ; des sentiers ombragés, mystérieux, à travers un bois de myrtes et de rosiers; des fleurs, partout des fleurs suaves, un air embaumé; en un mot, une nature enchantée, une terre sortie sous la baguette des fées!...

Mais cette nature luxuriante de verdure et de fleurs, de parfums et de lumière, serait incomplète si elle n'était animée par des êtres vivants. Soudain, un essaim de jeunes beautés paraissent sur le théâtre et, le sourire sur les lèvres, l'amour dans les yeux, exécutent des danses symboliques, entremêlées de pantomime et de poses ravissantes.

. . . .

Et soudain, vingt beautés aussi fraîches que Flore,
Viennent se défier aux jeux de Terpsichore.
Oh! que leur taille est souple et leur port dégagé;
Dans tous leurs mouvements que l'art est ménagé!
De leurs flexibles corps la pose académique
Exprime le désir, l'amour, la volupté:
Leurs pieds touchent à peine au parquet élastique,
Et leurs bras enlacés de la phrase rhythmique,
Suivent la désinence avec docilité.
A leurs habits de nymphes, à leur danse légère,
   On les croirait les filles de Zéphyr,
Et leurs seins palpitants, qu'agite le plaisir,
   Annonceraient que Vénus est leur mère.

Au moment où l'on s'y attend le moins, un *changement de scène à vue* s'exécute instantanément!... On voit un palais magnifique; des salles où l'art et le luxe ont combiné leurs efforts pour enfanter des merveilles, les vases de fleurs, les statues, les ornements d'architecture sont partout prodigués; l'or et l'argent ciselé, incrustés de pierres précieuses, étincellent sur les meubles dignes des dieux de l'Olympe. Dans des cassolettes d'agate et de lapis-lazuli, le cinnamome et le benjoin brûlent en répandant leur suaves odeurs. Une musique douce, aérienne, se fait entendre, et bientôt la reine de ces lieux, une charmante déesse, paraît avec sa suite de nymphes, et laisse admirer ses charmes de vingt ans. Le costume de cette cour féerique est encore plus éclatant que celui des danseuses. De nouvelles scènes et de nouveaux changements de décors se succèdent semés de prodiges à étonner, à émerveiller. Car toutes les machines ont été mises en jeu pour frapper vivement les yeux et l'imagination des spectateurs. Lorsqu'on sort d'une de ces représentations féeriques, on se demande, encore tout ému, si l'on ne vient pas d'assister à une fête olympienne ou à la réalisation des fantaisies d'un conte des *Mille et une nuits!*...

SECTION II.

DES ABERRATIONS DE LA VUE. — HALLUCINATIONS.

Les causes des aberrations de la vue, nommées

hallucinations, sont de deux genres : les unes physiques et les autres morales. — Les premières se
rencontrent dans l'abus des boissons alcooliques et
des excitants du système nerveux, dans l'usage de
la belladone, de la digitale, de l'aconit, du *stramo-
nium* ou pomme épineuse, et surtout du chanvre
indien, le *Hachich.* — Les causes morales sont assez
nombreuses ; on cite en première ligne, les passions
tristes, les idées fixes, opiniâtres, qui s'incrustent
dans le cerveau et l'irritent ; la crainte, l'espoir, les
remords, l'isolement, les méditations trop longtemps
soutenues, etc., etc. C'est généralement parmi les
sujets nerveux, hystériques, hypochondriaques,
qu'on observe les aberrations du sens de la vue ;
ces aberrations sont aussi variées que fantastiques :
tantôt ce sont des images gracieuses, légères, que
voit l'halluciné, et tantôt elles sont lugubres, ef-
froyables comme dans le cauchemar. Nous citerons
deux exemples :

§ III.

Par une de ces belles soirées si tièdes, si amou-
reusement poétiques, sous le ciel bleu de la Grèce,
je me reposais sur les vertes pelouses du mont Ly-
cée. Les hauts sommets de cette chaîne de montagnes s'élevaient dans un lointain vaporeux,

semblables à des corbeilles d'azur. Le soleil était à son déclin et la vague argentée du golfe d'Arcadie étincelait à l'horizon. Autour de moi se déroulaient d'immenses tapis d'anémones d'un rouge vif et de jaunes chrysanthèmes; on eût dit des montagnes d'or recouvertes d'un manteau de pourpre. Les oiseaux gazouillaient dans le feuillage; les folles brises emportaient au vallon mille parfums, et les derniers rayons du soleil couchant jetaient sur cette belle nature leur teinte mystérieuse. A mes pieds coulait le fleuve Ladon, aux rives duquel la jeune Syrinx fut changée en roseau. J'étais jeune, riche d'enthousiasme et de doux souvenirs; mes yeux étaient silencieusement fixés sur les rives du fleuve; la vie du corps semblait s'être pour un moment suspendue, et mon imagination vagabondait dans les riantes plaines de la mythologie payenne. Au milieu de cette muette contemplation, je distinguai, très-nettement, à quelque distance du fleuve, un chœur de nymphes dansant aux sons de la flûte de Pan, je vis leurs bras s'enlacer, leurs pieds frapper le sol en cadence, et, chaque fois que la brise soulevait leurs tuniques légères, mes yeux découvraient les formes les plus suaves, les plus charmants contours... oh! ce fut une délicieuse hallucination que j'aurais voulu prolonger; mais, hélas! un simple clignotement de paupières suffit pour tout détruire, pour tout dissiper!...

§ IV.

Toutes les aberrations de la vision ne sont pas aussi gracieuses, ni aussi charmantes; l'observation suivante en fournira la preuve.

Un employé au ministère de la guerre fut, pendant très-longtemps, sujet à une aberration de la vue des plus fatigantes. — Le matin, à son reveil, il apercevait une araignée monstrueuse suspendue au milieu de sa chambre à coucher, il la voyait grossir rapidement, au point de remplir tout le local, qu'il était obligé d'évacuer pour ne pas être étouffé par ce gigantesque et hideux insecte.

Aujourd'hui, cette aberration visuelle n'existe plus; elle a été remplacée par une autre moins fatigante, mais qui, néanmoins, a son côté désagréable. Cet employé voit, chaque matin, au moment de son réveil, un excellent déjeuner servi sur sa table. Malheureusement le coup d'œil lui est seul permis; car, dès qu'il s'approche de la table, tous les mets disparaissent. Alors, stupéfait, il rejette avec colère l'eau qui lui est venue dans la bouche.

Plusieurs médecins, consultés sur cette étrange aberration, ont vainement dirigé contre elle plusieurs moyens médicaux et hygiéniques. L'affection s'est montrée rebelle à leurs divers traitements, et

19

le pauvre employé éprouve, chaque matin, le supplice de Tantale.

SECTION III.

HYGIÈNE DE LA VUE.

La vue est, de tous les sens, celui qui est le plus sujet à l'erreur. Souvent on croit voir ce qui n'existe pas, et il est nécessaire de recourir à d'autres sens, pour rectifier les *illusions d'optique.*.

L'hygiène oculaire consiste d'abord à entretenir la propreté des yeux et à éviter tout ce qui peut leur être nuisible. Les yeux sains ne doivent se laver qu'à l'eau froide ou dégourdie, en hiver. Une éponge fine, imprégnée d'eau, enlève parfaitement les impuretés que les glandes lacrymales et sébacées ont pu déposer au bord libre des paupières ou dans l'angle de l'œil. Si le globe de l'œil était irrité, ou seulement les paupières, il deviendrait nécessaire d'ajouter à l'eau une substance légèrement astringente, afin de resserrer les glandes et de combattre l'irritation. Lorsque l'irritation a pris le caractère de l'*ophthalmie*, c'est à la médecine qu'il faut recourir (1).

---

(1) Dans notre *Hygiène du visage*, nous avons donné les moyens de combattre victorieusement l'ophthalmie commençante et les diverses *affections légères* des yeux. (Voyez cet ouvrage.)

L'intégrité de la vue exige qu'on évite soigneusement la fumée, la poussière, les coups, les chutes,
la lumière trop vive et l'obscurité profonde. L'excès de travail, surtout à la lumière des bougies ou
de la lampe, fatigue les yeux, lorsqu'il est trop
longtemps soutenu, parce que la lumière vacillante
force l'œil, à chaque oscillation, à changer son
foyer. On doit interrompre le travail aussitôt qu'on
éprouve des picotements ou un sentiment de cuis-
son aux paupières. En négligeant cette précaution,
on s'expose à diverses affections des yeux qui,
étant négligées, peuvent devenir très-graves. La
flamme blanche est celle qui fatigue le plus ; la
rouge vient après ; une lumière douce, uniforme,
est celle qui fatigue le moins. On ne passera jamais
brusquement de l'obscurité à une vive lumière ; ni
de celle-ci à une obscurité profonde ; ces extrêmes
sont des plus nuisibles à la vue. Ce passage ne doit
s'opérer que graduellement ; la nature semble nous
l'indiquer par ses deux crépuscules du matin et du
soir. Les lunettes, loin de fortifier la vue, l'affaiblissent, au contraire. Nous conseillons aux jeunes
sujets de s'en abstenir, à moins d'une *myopie* au
dernier degré.

En général, l'excès d'exercice, comme l'excès de
repos, fatigue les yeux et altère leurs fonctions ;
ici, plus que jamais, la modération est nécessaire !
car ces deux excès ne sauraient avoir que des ré-

sultats funestes. Enfin, on évitera de s'exposer, nu-tête, aux intempéries ; lorsque la peau du crâne est en moiteur, il faut bien prendre garde de s'exposer à un courant d'air froid, et de la mouiller ; la transpiration du cuir chevelu étant arrêtée brusquement, il est à craindre que les yeux, les oreilles ou les dents ne soient endommagés. Les yeux sont des organes trop essentiels à la vie de relation et au bonheur de la vie, pour qu'on ne prenne pas les soins les plus minutieux, afin de les préserver de toute atteinte et de les conserver intacts.

CHAPITRE XX

SECTION PREMIÈRE

DE L'OUIE

Le sens de l'ouïe vient immédiatement après le sens de la vue, et compose avec lui les deux sens supérieurs; il nous procure aussi des plaisirs moins matériels que les sens inférieurs.

C'est l'ouïe qui, au moyen de la parole, nous met en communication avec nos semblables, qui établit et resserre les liens sociaux. Le rôle de l'ouïe est si favorable aux sociétés, qu'on a remarqué que les réunions de sourds sont beaucoup plus tristes, plus monotones que celles des aveugles; hormis les cas où les sourds peuvent, par des signes convention-nels, converser avec leurs semblables et rétablir ainsi la chaîne qui unit les intelligences. C'est l'ouïe qui nous apprend à connaître et à différencier les sons; qui nous indique l'approche d'un ennemi qu'on doit éviter ou l'arrivée d'un ami qu'on est

19.

heureux de revoir et d'embrasser. — C'est par le secours de l'ouïe que nous entendons le frôlement des brises à travers les feuillages, le murmure des ruisseaux, les tendres mélodies du rossignol, le gazouillement des oiseaux, le bourdonnement des insectes sous l'herbe et dans les airs. C'est l'ouïe qui nous initie à ces grandes symphonies de la nature, signes féconds de la vie universelle.

C'est encore l'ouïe qui recueille la voix et les paroles de celle qu'on aime ; voix charmante dont les vibrations vont droit au cœur. Elle a prononcé bien bas : je t'aime !... Dans ce mot, quelle délicieuse harmonie ! quelle enivrante promesse de bonheur !..

Lorsque la douceur de la voix et la pureté de la prononciation s'unissent à un timbre sonore, il en résulte une parole harmonieuse d'une puissance irrésistible. Tels sont la voix et le langage des femmes parisiennes, qui opèrent des effets magiques sur les sens et l'âme. Le contraire a lieu lorsqu'une jolie femme est affligée d'une voix désagréable et d'une prononciation vicieuse : muette, on l'admire; ouvre-t-elle la bouche, la désillusion a lieu et l'on regrette de l'avoir entendue parler.

§ I

La *lecture* à haute voix, faite par un organe

agréable et avec une belle accentuation, est un plaisir pour les auditeurs. Les plaisirs et les émotions qu'éveille la *déclamation* sont encore plus vifs; il faut une voix pleine, puissante, un timbre sonore, des paroles saisissantes, des intonations et des gestes en rapport avec la situation ; alors la déclamation, dépeignant nos plaisirs, nos douleurs, nos besoins et nos passions, produit sur notre organisation des effets magiques.

C'est surtout la *voix chantée* qui affecte délicieusement notre ouïe et nous donne d'ineffables plaisirs. Le chant est l'union de la mélodie à la poésie, autrement dit l'alliance du langage poétique à la voix chantée. La voix humaine est, de tous les instruments, celui qui produit le plus puissant effet. Qui n'a éprouvé un doux ravissement, en entendant une belle voix de femme moduler tendrement un chant passionné? Lorsque son chant est l'expression fidèle des mouvements de son cœur ; lorsque son âme passe dans sa voix et vient s'épanouir sur ses lèvres en sons mélodieux : quel être assez insensible pourrait résister aux charmes vainqueurs de cette voix?.. Oh! ce n'est plus une simple admiration qu'elle provoque; c'est de l'enthousiasme, et parfois c'est de l'amour !

Au point de vue le plus général, CHANTER, c'est vivre, c'est aimer ; car tout ce qui existe sur ce globe a une voix ou un bourdonnement pour exprimer son plaisir et sa douleur; mais surtout pour manifester cette grande passion, cet instinct puissant qui perpétue les êtres : l'AMOUR!... c'est pourquoi il existe des rapports intimes entre les organes de la voix et les organes de la génération; le développement de ces deux ordres d'organes est simultané et leur révolution commune.

Plus étendue, plus douce que la voix de tous les êtres, sans exception, plus harmonieuse que la lyre et plus tendre que la flûte, la voix de la femme surpasse tous les instruments, qui ne semblent faits que pour l'accompagner. C'est en raison de cette supériorité que la voix humaine exalte la sensibilité, allume les passions et porte l'amour jusqu'au délire. Chanter avec expression annonce une délicatesse d'organes et de sentiment, ce qui a fait dire que l'union du chant expressif et de la sensibilité était indispensable pour produire un bon chanteur ou une bonne cantatrice.

Le divin Homère disait, il y a trois mille ans : —Les chanteurs doivent être aimés et honorés; car la Muse qui enseigne l'harmonie, chérit les musiciens.

La voix est la fleur de la beauté, disait l'austère Zénon; et Socrate répétait souvent que le chant était le feu de l'âme.

Nous dirons, en passant, que si les anciens ont fait l'apologie des chanteurs, les modernes ne sont

pas restés en arrière, et je doute fort que les chan-
teuses fussent plus fêtées dans Rome ancienne
qu'elles ne le sont aujourd'hui à Paris.

L'ouïe a donné naissance à la musique ; plus ce
sens est délicat et plus il est apte à saisir les légères
nuances des mélodies vocales et instrumentales.
Les passions se soulèvent aux accents de l'enthousiasme comme les douces joies, les émotions de l'espérance, se réveillent aux sons d'un luth amoureux. Le sourd reste seul insensible à tous ces bruits
d'amour, de gloire et d'ivresse. L'ouïe est donc un
sens éminemment social, un de nos plus précieux
moyens de communication et de perfection.

SECTION II.

MUSIQUE. — MÉLODIE. — HARMONIE.

Pour les personnes qui aiment la musique, cet
art est une source féconde, inépuisable, de plaisirs
variés. De tous les excitants de l'ouïe, il n'en est
pas de plus nombreux que les sons musicaux : depuis les notes les plus aiguës jusqu'aux plus graves ;
depuis le mouvement le plus lent jusqu'au plus rapide, selon le rhythme, le ton, le mode ou caractère
de la mélodie, les impressions reçues par l'ouïe sont
innombrables. Selon l'impressionnabilité de l'indi-

vidu, les mélodies glissent sur les nerfs, accélèrent ou retardent les battements du cœur, charment, entraînent et développent des sensations inconnues au vulgaire.

La *mélodie* pénètre l'âme et produit des effets nerveux aussi puissants qu'étranges. — L'*harmonie* parle plus aux sens ; elle plonge toute l'organisation dans une espèce d'enivrement dont la durée dépasse quelquefois celle de l'impression : de là on a conclu que la première parlait à l'âme et la seconde aux sens.

La musique plaît généralement à toutes les personnes qui ont l'esprit cultivé ; c'est toujours pour elles un plaisir que d'assister à un concert, à un opéra, et aux diverses réunions où l'on fait de la musique. Du reste, à voir l'empressement de la foule à se rendre aux concerts donnés en plein vent par les musiques militaires, on devine que le goût pour la musique commence à se populariser en France.

Les sons musicaux produisent des effets d'autant plus profonds, plus violents que le système nerveux de l'individu est plus impressionnable. L'histoire ancienne fournit une énorme quantité de faits, plus saisissants, plus merveilleux les uns que les autres, relativement aux effets de la musique sur l'organisation humaine.

Plutarque rapporte que le musicien Antigénidas

échauffa tellement le cerveau d'Alexandre-le-Grand, en jouant le *Nôme du Char* sur une flûte à deux tuyaux, que ce prince quitta subitement la table où il mangeait, pour se jeter sur ses armes!.., peu s'en fallut que les convives ne fussent victimes de cet accès belliqueux.

Le musicien Therpandre, étant à Sparte, apaisa une dispute qui allait se terminer à coups d'épée, avec le seul secours de ses chants et de sa lyre.

Tout le monde connaît les prodigieux effets de la harpe de David sur le roi Saül.

La chanteuse Glaucée prenait un tel empire sur les cœurs, lorsqu'elle s'accompagnait de la lyre, qu'elle obtenait tout ce qu'elle voulait de ses auditeurs.

Lamia excellait sur la flûte et sur la lyre. Démétrius l'ayant entendue, s'enflamma pour elle du plus violent amour et fit mille folies pour lui plaire. Cette musicienne provoquait un si ardent enthousiasme, que les Athéniens bâtirent un temple à *Vénus-Lamia*. Les Thébains imitèrent les Athéniens; et les Scycioniens lui élevèrent un magnifique arc de triomphe.

Tel était alors l'empire qu'exerçait la musique sur les populations. Nous nous bornons à ces citations et renvoyons le lecteur à notre *Hygiène de la voix*, où sont relatés une foule d'exemples des plus curieux.

La voix humaine et la musique instrumentale ne bornent pas leur action sur des sujets en santé, elles peuvent encore étendre leur bienfaisante influence sur les personnes malades ; elles ont été quelquefois assez puissantes pour hâter la guérison de maladies nerveuses rebelles à tous les traitements médicaux.

La lyre de Chiron et la flûte d'Isménias calmaient les douleurs sciatiques.

Asclépiade ordonnait certains airs de musique contre la frénésie. — Théophraste se loua des bons effets de la musique dans quelques affections nerveuses. — Aulugelle, Capella, Cardan, Vierius et beaucoup d'autres savants, citent de nombreuses observations de maladies guéries par la musique.

Meïbomius rapporte qu'une femme tombée en léthargie depuis six jours, et sur le point d'être clouée dans un cercueil, fut tout à coup réveillée par une musique de noces qui passait sous ses fenêtres.

Philippe V, roi d'Espagne, était atteint d'une aliénation mentale que rien n'avait pu guérir. La reine, qui connaissait l'extrême sensibilité du roi et le plaisir que lui causait la musique, fit venir le célèbre chanteur Farinelli. Un concert fut donné dans l'appartement voisin de celui qu'habitat le roi. Farinelli chanta à ravir ; le roi Philippe s'en émut. Au second morceau de chant, le roi se sentit transporté et demanda qu'on lui présentât le nouvel Orphée pour le complimenter. Farinelli, à qui la leçon avait été faite, se jeta aux pieds du roi, le suppliant de lui accorder une grâce. Sur la réponse affirmative de Philippe, le célèbre chanteur s'écria :

— Que Votre Majesté se laisse habiller et faire la barbe pour aller présider son conseil.

La demande fut accordée sans hésitation ; de ce jour l'aliénation diminua et, en continuant d'écouter le virtuose, s'effaça et disparut complétement.

Ce fait authentique ne laisse aucun doute sur les bons effets de la musique contre certaines affections : il suffit de trouver la mélodie ou l'harmonie de l'instrument, ou la voix qui sympathise avec l'organisation de l'individu, pour calmer ou guérir certaines affections entretenues par un état nerveux anormal. Les collections des thèses académiques des diverses facultés de médecine françaises et étrangères contiennent des observations fort remarquables sur ce sujet.

§ II

Qui te résisterait, ô divine harmonie,
Et serait insensible à tes puissants attraits ?
Orphée, en modulant sur sa lyre plaintive
Ses fidèles amours et ses cuisants regrets,
Sur les bords redoutés de l'infernale rive
Suspendit les tourments et fit naître la paix !...
Pour t'écouter on vit les tristes Danaïdes
Se reposer autour de leur profond tonneau ;

Atropos déposa son terrible ciseau,
    Et les hideuses Euménides
      Laissèrent pour quelques instants
Éteindre leurs flambeaux et dormir leurs serpents.
Pour la première fois, oubliant sa souffrance,
Sur sa roue Ixion sourit à l'espérance.
Prométhée abusé crut pouvoir, en ce jour,
Échapper à jamais aux serres du vautour.
Assis sur son rocher, d'une oreille attentive,
Sisyphe recueillit des sons aussi parfaits,
Et Tantale altéré but enfin à longs traits,
L'onde qui fut pour lui si longtemps fugitive.

Ces antiques allégories ne prouvent-elles pas d'une manière péremptoire les puissants effets de l'harmonie sur l'organisation humaine ?

La musique est, en résumé, celui de tous les arts qui agit le plus vivement sur la machine humaine. Les autres arts nous impressionnent soit par la vue, soit par les idées qu'ils réveillent, tandis que les sons musicaux ébranlent mécaniquement l'appareil nerveux de l'ouïe, qui réagit sur toute notre organisation. Lorsqu'un puissant orchestre verse dans nos oreilles des flots d'harmonie, toutes nos fibres ne vibrent-elles pas à l'unisson des instruments ? Quand des voix humaines font entendre leurs modulations, n'écoutons-nous pas, dans un muet ravissement, leurs notes mélodieuses ?

Il résulte de tout ce qui précède que l'ouïe est, après la vue, celui des sens qui nous procure le plus de plaisirs. Heureux ! ceux qui possèdent une ouïe fine et délicate, car ils sont aptes à éprouver une foule de sensations délicieuses ; et bien à plaindre les individus affligés de surdité, parce qu'ils sont, à jamais, privés des sensations et des plaisirs attachés à ce sens.

SECTION III

DES ABERRATIONS OU HALLUCINATIONS DE L'OUÏE.

L'ouïe est sujette aux aberrations les plus singulières, les plus étranges. Sous l'influence de ces aberrations, les sujets affectés s'imaginent entendre des bruits extraordinaires, des voix tantôt douces, étouffées, et tantôt fortes, terribles, assourdissantes !... Les deux oreilles peuvent être prises à la fois ; mais le plus souvent c'est une seule qui est hallucinée. Voici un exemple de cette affection :

Une dame, jouissant de la plénitude entière de sa raison, était frappée d'une hallucination de l'ouïe, aussitôt qu'elle se mettait devant la glace de sa toilette. Pendant tout le reste du jour elle n'éprouvait rien qui pût la faire passer pour une hallucinée. Du moment qu'elle se plaçait devant sa toilette, elle se croyait poursuivie par deux voix d'hommes ; — l'une flatteuse, caressante, vantait la blancheur de sa peau, la rondeur de ses formes et les divers charmes de sa personne : — Belle ! belle ! à rendre fou d'amour, criait cette voix ; et la dame, quoique flattée d'entendre ces louanges, baissait les yeux et se cachait par pudeur. — Lorsqu'elle revenait devant la glace pour continuer sa toilette, l'autre voix, aigre, criarde, désagréable, lui jetait des paroles tout à fait contraires à celles de la première voix.

— Ta fraîcheur est empruntée, disait hautement cette voix ; ces formes et ces contours que tu étales vaniteusement, sont menteurs; si les individus qui les admirent les voyaient au naturel, ils s'enfuieraient effrayés de ta laideur.... Laide, laide à faire peur !...

La pauvre dame rougissait de honte et pâlissait de colère; elle sonnait violemment sa femme de chambre pour chasser l'impertinent ! mais, pendant que celle-ci se rendait à l'appel de sa maîtresse, la dame reconnaissait son erreur et alors, donnait l'ordre qu'on attelât les chevaux ; puis elle partait pour dissiper ce cauchemar en pleine veille.

Le lendemain, à la même heure, la même hallucination s'emparait d'elle ; et il en fut ainsi pendant trois mois consécutifs. Aujourd'hui cette dame est parfaitement débarrassée de la voix impertinente qui lui faisait perdre patience, et peut se livrer sans crainte aux détails de sa toilette.

SECTION IV.

HYGIÈNE DE L'OUIE.

Les préceptes hygiéniques relatifs à la conserva-
tion du sens de l'ouïe se résument en ceux-ci :

Se garantir des agents directs et indirects qui
peuvent léser la membrane muqueuse qui tapisse le
conduit auditif, tels que les manœuvres d'un cure-
oreille, les liquides irritants, les coups, les bruits
violents, déchirants; les explosions de mine ou
d'artillerie, capables de déchirer la muqueuse auri-
culaire ou la membrane du tympan, les courants
d'air froid, la tête étant en sueur; les *métastases*
ou déplacement d'une irritation existant sur un
point du corps et qui va se porter sur l'oreille; les
excès de boissons excitantes, alcooliques, qui préparent et provoquent les tintements d'oreilles, les
bourdonnements, etc., etc. Les bruits intenses,
les sons très-aigres, les grincements de la scie
sciant la pierre et de la râclette pour la polir, sont
des plus désagréables à l'ouïe; ils deviennent in-
supportables aux personnes nerveuses et peuvent,
selon leur état d'excitation, occasionner des désordres nerveux, des convulsions et de véritables
attaques de nerfs. On doit éviter ces bruits, dont la

20.

répétition finirait soit par rendre l'ouïe dure, soit par altérer la délicate membrane du tympan. Enfin, l'hygiène recommande d'éviter tout ce qui peut porter atteinte à l'intégrité de l'appareil compliqué de l'ouïe.

La propreté de l'oreille est une condition de sa santé ; on doit la nettoyer mollement à l'eau tiède en hiver, et prendre garde, si l'on se sert du *cure-oreille*, de blesser la membrane muqueuse du conduit auditif.

L'éducation de l'ouïe par le rhythme rend sa fonction plus délicate, c'est-à-dire la développe et la perfectionne. Le rhythme, considéré d'une manière générale, est l'harmonie universelle ; c'est le type des mouvements de la vie ; l'observation le prouve. Les battements du cœur, la respiration et les divers mouvements de locomotion sont soumis à une régularité rhythmique très-remarquable. La lecture, la déclamation, le chant, la musique, sont les vrais éducateurs de l'ouïe, voyez, à cet égard, notre HYGIÈNE DE LA VOIX.

Que le lecteur se pénètre bien de cette vérité : l'ouïe est une source de plaisirs variés ; la surdité est, de toutes les infirmités, celle qui afflige le plus les personnes qui en sont atteintes, et qui sème leur vie de tristesse.

CHAPITRE XXI

SECTION PREMIÈRE.

L'ODORAT

L'odorat est le troisième sens, et, dans l'ordre physiologique, le sens intermédiaire aux deux sens supérieurs et aux deux inférieurs. Son siége est dans la membrane *pituitaire* qui tapisse les fosses nasales. Le nerf qui transmet la sensation des odeurs au cerveau, se nomme *nerf olfactif ;* de là, le mot *olfaction* ou action de sentir les odeurs.

Les phénomènes de l'olfaction sont le résultat du contact des molécules odorantes sur la membrane pituitaire. C'est au moyen du télégraphe nerveux que l'impression est transmise du nez au cerveau, d'où résulte immédiatement la perception et la distinction des odeurs.

Le rôle principal du nez est de diriger l'air, chargé d'odeurs, vers le haut des fosses nasales, où s'opère le phénomène de l'olfaction. Il faut, pour que l'odorat puisse exercer librement ses fonctions, que la membrane pituitaire soit saine et que l'air circule en toute liberté dans le canal nasal ; car l'air est le véhicule des molécules odorantes.

Le sens de l'odorat réunit autour de lui tous les plaisirs que peuvent donner les corps odorants ; les jouissances olfactives sont d'autant plus vives que les organes olfacteurs, en parfait état de santé, ont été mieux exercés.

Les sensations produites par les odeurs sont aussi variées que les odeurs elles-mêmes. Ensuite, selon les individus, selon leurs tempéraments, selon leur sensibilité et leurs goûts, les odeurs sont fortes ou faibles, agréables ou désagréables ; les uns éprouvent du plaisir à respirer une odeur qui impressionne désagréablement les autres. Il est quelques odeurs douces, mais pénétrantes, qui réveillent en nous des sensations vagues de bonheur, de volupté ; sensations qu'on pourrait comparer à celles que font naître des chants amoureux, de tendres mélodies.

Chez les anciens peuples et particulièrement chez les orientaux, l'usage des parfums était beaucoup plus répandu que parmi les modernes. On les prodiguait partout et en toutes circonstances : dans les aliments et les boissons; au milieu des festins où l'on fêtait Bacchus et l'Amour; dans les bains, sur le corps et les vêtements. Il n'y avait point de fêtes, de réjouissances et de funérailles où les parfums ne fussent employés : on les brûlait devant le berceau du nouveau-né, autour du *thalamus* des jeunes époux et sur le marbre des tombeaux. On les offrait aux dieux et aux déesses comme tribut et hommage; dans les temples et les palais pour glorifier les héros et honorer les rois!...

L'abus des odeurs et des parfums est non-seulement nuisible à la santé, mais il énerve et amollit le corps; c'est une des causes de l'esclavage dans lequel languissent les peuples d'Asie. Les femmes de ces climats vivent continuellement dans une atmosphère chargée des émanations de parfums et de fleurs variées.

Sans nul doute, les odeurs et les parfums ne sont pas à dédaigner; mais il ne faut pas en abuser. On éprouve du plaisir à respirer les suaves émanations de certaines fleurs. — Le gourmet aspire avec délices les odeurs culinaires; l'appétit languissant se réveille tout à coup, stimulé par l'odeur des viandes ou du gibier savamment préparé. Les odeurs ambrosiaques ou aphrodisiaques possèdent, dit-on, la propriété d'exciter les transports amoureux de certaines organisations nerveuses.

Il est cependant des odeurs dont les effets sont

moins matériels, et qui des sens vont à l'âme. Ainsi, par exemple, les délicieux parfums que vous apportent les brises printanières, lorsque, sortie de son sommeil, la terre se pare de verdure et de fleurs. Les fraîches odeurs qu'une belle matinée d'avril répand dans les campagnes ne vous ont-elles pas fait éprouver un plaisir qui participe autant de l'âme que des sens? Il en est de même des odeurs de l'encens, de la myrrhe, du cinnamome, etc., qu'on brûle en l'honneur des dieux ; ces odeurs développent toujours un sentiment religieux et vous disposent à l'adoration.

SECTION II.

L'extrême ténuité des molécules odorantes, et, par conséquent, la subtilité des odeurs, ont été, jusqu'à présent, un obstacle à leur exacte classification. Plusieurs physiciens et naturalistes ont essayé de les classer par groupes, et se sont ensuite aperçus du vice de cette classification. Le savant Linné en a formé sept diviions :

Les odeurs   aromatiques,
—   fragrantes,
—   ambrosiaques,

Les odeurs   alliacées,
    —   nauséeuses,
    —   fétides,
    —   repoussantes.

Mais on s'aperçoit bientôt que telle odeur qui est désagréable aux uns, est fort agréable aux autres ; une odeur qui attire ceux-ci fait fuir ceux-là. Donc, cette classification est très-imparfaite.

La classification physiologique, quoique laissant encore à désirer, est basée sur la propriété des odeurs ; en voici le résumé :

Les odeurs TONIQUES agissant sur l'économie animale à la manière des aliments et boissons toniques.

Les odeurs DÉBILITANTES, occasionnant des défaillances, des lipothymies.

Les odeurs ENIVRANTES donnant lieu à une ivresse plus ou moins caractérisée.

Les odeurs CAUSTIQUES, dont l'action prolongée cause la tuméfaction des membranes muqueuses ; celle du nez, par exemple, et provoque des hémorrhagies.

Les odeurs NÉVROPATHIQUES agissant sur les nerfs

qu'elles agacent, et pouvant occasionner des convulsions.

Les odeurs NÉVROPHILES ou *nervines*, sont aimées
des nerfs et calment leur agitation.

Les odeurs HYSTÉRIQUES et ANTI-HYSTÉRIQUES
provoquent ou calment les spasmes nerveux.

Les odeurs EMMÉNAGOGUES ont la vertu de rétablir
le flux cataménial retardé ou supprimé.

Les odeurs HYPNOTIQUES ou *somnifères* agissent
comme les potions et substances narcotiques.

Les odeurs VOMITIVES et PURGATIVES donnent lieu
au vomissement et à la purgation.

Les odeurs CARMINATIVES. (Voyez le sens de ce
mot dans le dictionnaire de l'Académie).

Les odeurs HILARIANTES, excitant au rire, à la
joie.

Les odeurs APHRODISIAQUES ou *ambrosiaques*,
ayant une action plus ou moins marquée sur les
organes génitaux.

Et beaucoup d'autres odeurs possédant des propriétés spéciales, et qu'il serait trop long d'énumérer. (Voyez à ce sujet Les PARFUMS ET LES FLEURS, intéressant ouvrage qui offre le double avantage d'instruire en amussant).

L'expérience prouve tous les jours que les odeurs provenant des fleurs suaves, telles que le lis, la rose, la tubéreuse, etc., etc., agissent à la manière des narcotiques. Ces odeurs procurent d'abord une ivresse voluptueuse ; puis la circulation se ralentit, les veines du cerveau s'engorgent, les paupières s'appesantissent, on tombe dans la somnolence. Si les émanations des fleurs sont abondantes, dans un local étroit et bien clos, la personne soumise à leur action est frappée d'un commencement d'asphyxie, semblable à l'asphyxie par l'acide carbonique. Au réveil, on éprouve un violent mal de tête ; la respiration est gênée ; les yeux sont voilés, et souvent des nausées surviennent, le mal de cœur, le vomissement. Tels sont les principaux symptômes qu'offrent les personnes qui ont eu l'imprudence de dormir dans un local où se trouvaient des fleurs suaves. L'odeur exhalée par les parties vertes de certaines plantes n'a pas cet inconvénient, ce danger ; en voici la raison :

Les fleurs, (les pétales) absorbent l'oxygène de l'air et, en échange, lui rendent de l'acide carbonique, gaz impropre à la respiration. Les feuilles, au

21

contraire, retiennent l'acide carbonique et versent de l'oxygène dans l'air.

SECTION III.

ABERRATIONS DE L'ODORAT.

Les aberrations de l'odorat sont moins fréquentes que celles des sens supérieurs ; on en cite, néanmoins, de très-curieux exemples :

Un avocat, qui avait eu une indigestion de fromage fort, trouvait le goût et l'odeur de fromage à tous les aliments qu'on lui offrait. On avait beau lui dire : C'est une côtelette, Monsieur, c'est une aile de poulet qu'on vous sert ; il les repoussait avec horreur. Pendant six mois que dura cette aberration, il ne vécut que de pommes et de blé à l'état naturel. Assailli tout à coup par une violente fluxion de poitrine, il fut saigné plusieurs fois et copieusement. Cette nouvelle maladie avait fait taire l'aberration de l'odorat, et lorsqu'il revint à la santé il s'en trouva complétement débarrassé.

Une actrice en retraite, se persuadait être victime d'une foule d'amants qu'elle avait autrefois congédiés : — Ces méchants sujets, disait-elle, ne se contentent pas de me fatiguer, de m'injurier ; ils jettent hélas ! sur ma peau, sans tache comme mon cœur, des ordures si fétides que j'en ai perdu le sommeil.

Nous pourrions citer beaucoup de cas analogues, mais ces deux exemples suffisent.

SECTION IV.

HYGIÈNE DE L'ODORAT.

L'hygiène recommande d'éviter tout ce qui peut irriter et altérer la membrane muqueuse qui tapisse les fosses nasales. Les poudres irritantes telles que le tabac, le poivre, le camphre, etc., irritent d'abord cette membrane; puis, leur usage étant continué, elle perd peu à peu de sa sensibilité, elle s'use et ne fonctionne plus qu'imparfaitement. Les variations du chaud et du froid; le coryza ou rhume de cerveau, sont aussi très-préjudiciables à la finesse de l'odorat. Les végétations à la surface de la membrane pituitaire, le squirrhe, les polypes des fosses nasales, peuvent causer la perte de l'odorat. L'ANOSMIE ou perte complète de l'odorat dépend d'une lésion du cerveau ou de la paralysie des nerfs olfactifs.

La mauvaise habitude qu'ont certaines personnes de se gratter, de se fouiller le nez, peut déterminer des irritations chroniques toujours nuisibles à la fonction de l'odorat. — L'avulsion ou arrachement des poils du nez est des plus dangereuses ! Souvent il en résulte une violente inflammation de la muqueuse nasale, des ulcérations profondes, le gonflement du cartilage, et quelquefois la gangrène !... Pour faire tomber ces poils incommodes, il est préférable de se servir du dépilatoire que nous avons indiqué dans l'*Hygiène du Visage*.

Nous recommandons aux dames de ne jamais abuser des odeurs et des parfums, et de ne point passer leurs journées dans des appartements où l'on a mis des vases de fleurs ; d'abord parce que les odeurs longtemps respirées donnent des maux de tête, ensuite parce qu'une stimulation incessante de la membrane du nez et des nerfs olfactifs, finit par émousser la sensibilité de l'odorat.

CHAPITRE XXII

SECTION PREMIÈRE

LE GOUT.

Le goût naît de l'impression des saveurs; les noms de *gustation* et de *saporation* sont ses synonymes. Les physiologistes ne sont point d'accord sur le siége du goût : les uns le placent dans les papilles de la langue, les autres dans le palais et le voile du palais. Les plus sages pensent que la langue, le palais et son voile concourent ensemble à compléter le sens du goût.

Les saveurs ou émanations des corps sapides sont une condition indispensable à l'exercice du goût; les corps insapides ne produisent sur lui aucune impression. Les saveurs semblent porter avec elles l'indication de leurs propriétés; elles servent de

21.

guide à l'homme et surtout aux animaux dans le choix des substances alimentaires.

On a divisé les saveurs en neuf classes :

1° Saveurs *douces*, *agréables*. — Les dattes, les figues, la canne à sucre, le miel, divers fruits, etc., leurs propriétés sont émollientes et laxatives ;

2° Saveurs *aqueuses*, *fades*.—Les concombres, le potiron, la laitue, les légumes aqueux, etc., leurs propriétés sont débilitantes et un peu diurétiques ;

3° Saveurs *grasses*, *visqueuses*. — Guimauve, bouillon blanc, fleurs de mélilot, de violettes, etc., propriétés adoucissantes, émollientes, énervantes ;

4° Saveurs *acides*. — Groseilles, grenades, citrons, etc., rafraîchissantes, débilitantes ;

5° Saveurs *amères*.—Absinthe, rhubarbe, feuilles de saule, de pêcher, etc., propriétés toniques, antiseptiques, purgatives ;

6° Saveurs *salées*.—Eau de mer, soude, potasse, salpêtre, etc., propriétés excitantes des intestins, détersives, purgatives ;

7º Saveurs *styptiques*, *acerbes*. — Coings, sorbes, prunelles des haies, nèfles vertes, etc. , propriétés astringentes ;

8º Saveurs *piquantes*, *brûlantes*, *aromatiques*. — Poivre rouge, girofle, cannelle, etc., alcools et boissons fermentées , propriétés toniques , fortement excitantes ; incendiaires quand elles sont prises en trop grande quantité ;

9º Saveurs *âcres*, *mordantes*. — Ail , échalotte, oignon, arums, alcalis, etc., propriétés échauffantes, rubéfiantes et quelquefois caustiques.

Nous ferons observer que les corps qui n'ont qu'une saveur simple ne font, par cela même, éprouver qu'une sensation simple. — Les corps doués de saveurs composées , tels que les fruits acides et sucrés feront éprouver une saveur analogue à leur composition. — Enfin, les substances composées qui récèlent en elles un parfum, telles que fraises, framboises, etc., et une foule de produits culinaires et de confiseries, agiront doublement et sur le goût et sur l'odorat.

Il existe entre le goût et l'odorat une alliance tout à fait évidente ; l'odorat prévient le goût et le complète. C'est au moment où les corps sapides franchissent l'isthme du gosier, que la sensation des saveurs est éprouvée; l'odorat s'ajoute au goût, pour doubler ses jouissances. Voilà pourquoi on multiplie les aspirations par les narines quand on ne veut rien perdre d'une délicieuse saveur.

§ I

Le sens du goût est la source de jouissances très-variées, plus ou moins vives et plus ou moins exquises, selon la délicatesse de ce sens. Le sexe, l'âge, le tempérament, l'état de santé ou de maladie, la condition sociale, etc., offrent des goûts qui leur sont particuliers; et ces goûts changent avec l'âge, l'éducation, etc. Ainsi, par exemple, les enfants et les femmes aiment tout ce qui est doux, sucré, et, par un singulier contraste, recherchent les saveurs acides. Qui de vous, lecteurs, ne se souvient d'avoir aimé les fruits verts, les sucreries, les friandises aux jours heureux de son enfance?

Pendant la jeunesse, toutes les saveurs en général flattent le palais, hormis quelques saveurs antipathiques; et il est à remarquer que personne n'est exempt de ces antipathies. — L'âge mûr recherche les saveurs prononcées et stimulantes; on rencontre des personnes, surtout parmi les hommes, qui vont au devant des saveurs fortes, piquantes, brûlantes!... Les saveurs modérées n'ont pas assez de force pour leur palais blasé. Tout s'use ici-bas ; le sens du goût ne saurait se soustraire à la loi commune; il se blase d'autant plus qu'il a été plus stimulé.

A l'âge de déclin, pour exciter l'appétit et rendre ses digestions plus faciles, on donne la préférence aux mets relevés par des assaisonnements, aux boissons fermentées, aux liqueurs ardentes. Ces dernières boissons devraient être proscrites de l'alimentation, par la raison qu'elles altèrent la membrane muqueuse qui tapisse l'estomac, et qu'elles portent leur pernicieuse influence sur le foie. L'on a observé que les sujets qui s'adonnaient aux liqueurs fortes périssaient par une altération de foie.

Pendant la vieillesse, les saveurs stimulantes sont quelquefois nécessaires pour hâter les digestions laborieuses ; les organes, usés par le frottement des années, ont besoin d'être stimulés pour accomplir leurs fonctions. Ce qui eût été nuisible autrefois, devient utile aujourd'hui; c'est pourquoi la cuisine des vieillards est généralement excitante. Néanmoins, nous engageons les sexagénaires à être sobres des excitants culinaires.

Et, maintenant, si l'on veut avoir une idée nette et précise des différents goûts, selon les âges, les sexes et les tempéraments, rien n'est plus facile; en assistant à un de ces grands dîners de famille, où se trouvent réunis de nombreux convives des deux sexes et de tous les âges, on apercevra se peindre sur chaque physionomie, les diverses sensations provoquées par les organes du goût et de l'odorat.

On verra les enfants sourire d'aise, s'agiter sur leur siége devant les crèmes, les gâteaux, les sucreries et autres friandises. — Les jeunes filles et les femmes offriront les mêmes signes, hormis l'agitation du corps; mais un discret sourire se promènera sur leurs lèvres. — Les jeunes gens d'un fort appétit, dévoreront des yeux les grosses pièces, les énormes pâtés; leurs traits indiqueront l'impatience de l'estomac. — Les hommes faits, les quinquagénaires et les gourmets, restés indifférents pendant le premier service, s'animeront à la vue des mets rares; à l'odeur des viandes de haut goût; et lorsqu'une volaille truffée, un filet de chevreuil, une aile de faisan ou un quartier de bécasse bien faisandée, ou tout autre mets recherché sera mis en contact avec leur palais, aussitôt les glandes salivaires excitées inonderont leur bouche. Alors, vous verrez leurs yeux s'allumer et leur visage s'épanouir, rayonner d'une douce joie. C'est qu'en effet, ils éprouvent un ineffable plaisir à odorer, à déguster et à savourer ces mets de leur choix.

§ II

Nous raconterons ici la confession que nous fit un ami, petit homme, d'humeur joviale, en sortant d'un dîner plantureux où les mets les plus délicats et les vins les plus exquis avaient été prodigués :

— Souvent, me dit-il, on entend répéter ces paroles passées en proverbe, d'un homme qui aime la table : *il vit pour manger!*... et d'un individu préoccupé, qui ne prête aucune attention à ce qu'il avale : *il mange pour vivre.* Ces deux extrêmes sont également à éviter. C'est pourquoi j'ai pris le moyen terme; je mange d'abord pour vivre; car si vous supprimez complétement le boire et le manger, vous éteignez nécessairement la vie. Ensuite, si je vis pour manger; si je déguste, si je savoure en mangeant, c'est parce que je suis un être intelligent au-dessus de la brute qui engloutit ses aliments par instinct ou besoin. C'est pour faire usage des sens dont m'a gratifié la nature; car elle me les a donnés pour que je m'en serve. Donc, vouloir condamner au repos bénévolement et sans nécessité, un ou plusieurs sens, c'est, selon moi, friser de près la folie. C'est enfin pour glorifier l'amphitryon qui m'a invité, et pour honorer le cuisinier dont les savantes préparations culinaires flattent mon palais. Tout ce que je vous dis là, n'est-il pas raisonnable, et croyez-vous que j'aie si grand tort d'être gourmet?... Gourmet! ne l'est pas qui veut; l'éducation des sens du goût et de l'odorat, leur exquise délicatesse et leur sensibilité sont de toute nécessité pour mériter ce titre. Vous allez en juger vous-même, par les études que j'ai été obligé de faire.

J'ai dû m'astreindre d'abord, à un régime assez sévère pour développer les organes du tact, du goût et de l'odorat; pour éloigner d'eux le contact de toute substance solide et liquide capable de les irriter ou d'altérer leur sensibilité : les boissons et les aliments trop chauds ou trop froids; également un air dont la température trop basse ou trop élevée agit comme délibitant ou comme irritant sur ces organes. Il m'a fallu ensuite choisir, expérimenter, essayer les diverses et nombreuses préparations culinaires, ainsi que les produits variés du cellier; expériences délicates qui exigent beaucoup de temps. Enfin, pour compléter ces études et me rendre raison des phénomènes que j'observais, j'ai été obligé de faire un petit cours de physiologie des organes des sens. Cette éducation, assez difficile, a duré plusieurs années; voici le résumé de mes observations :

Chaque fois qu'on met dans sa bouche un aliment quelconque, l'attention doit se porter sur lui et le suivre dans les diverses évolutions que la lan-

gue, les parois buccales et le palais lui font faire,
soit pour l'imprégner de salive, pour mieux le
broyer, pour le réduire en pâte ; soit pour multiplier
ses points de contact avec les papilles nerveuses de
la langue et du palais. Les nuances les plus délicates
et les plus imperceptibles des saveurs sont d'autant
mieux perçues que l'attention est plus profonde. Ce
n'est qu'après avoir longtemps tourné et retourné
l'aliment dans la bouche ; après l'avoir réduit en
bouillie, qu'on doit lui faire franchir l'isthme du
gosier. C'est en traversant cet isthme que le fumet,
le parfum, l'arôme de la substance alimentaire,
montent dans les fosses nasales postérieures et
qu'on perçoit alors, la double sensation de la saveur et de l'odeur.

Les évolutions ou mouvements que l'aliment subit dans la bouche sont en raison de sa consistance
et de sa cohésion. — Lorsque l'aliment est compact,
dur, résistant, on commence par l'entamer avec les
dents ; on le brise, on le triture, on le mâche attentivement jusqu'à ce qu'il soit broyé et réduit à l'état
de pulpe homogène ; ce qu'on obtient facilement
en le tournant, le retournant, puis en l'aplatissant
contre le palais avec le dos de la langue. Pendant
ce travail masticatoire, les sucs savoureux de l'aliment se répandent et ruissellent de tous côtés, autour
de la langue, à sa pointe, à sa base, dans tout l'in-

22 j

térieur de la bouche, et donnent au gourmet de délicieuses sensations.

Voilà pour les aliments solides ; pour les liquides et les boissons, le travail n'est pas le même. — Le liquide étant introduit dans la bouche, la langue s'élève et s'abaisse alternativement, ainsi que la mâchoire inférieure ; ces mouvements d'élévation et d'abaissement réitérés, forcent le liquide à se promener, plusieurs fois, du milieu de la langue à sa pointe et à ses bords ; puis, à revenir sur le milieu. Alors, l'impression des saveurs, qui n'avait pas eu lieu au premier contact, est perçue facilement. Il est à remarquer que pendant ce premier temps de la dégustation, la base de la langue reste continuellement appliquée contre le palais et son voile, de telle sorte que les saveurs ne se font point sentir à cet endroit.

Au second temps de la dégustation, le liquide franchit l'isthme du gosier; son bouquet, son arôme pénétrant les fosses nasales postérieures est alors perçu en même temps que la saveur ; il arrive souvent que cette dernière dégustation est plus nette que la première.

La dégustation des vins et des liqueurs se fait également en deux temps. Dans le premier, le vin est conservé quelques instants sur la langue détachée du palais, un peu inclinée en bas et formant une petite gouttière. Le dégustateur fait une aspiration qui attire le vin en arrière ; l'aspiration cessant le vin revient en avant. Quelques aspirations et quelques repos semblables suffisent pour déterminer la qualité du vin. Voici pourquoi : le vin agité par le courant d'air que produit l'aspiration, cède à ce dernier son bouquet ou partie aromatique, s'il en possède, et ses vapeurs spiritueuses. — Au second temps, le vin est avalé, son bouquet monte aussitôt dans les fosses nasales ; de telle sorte que la saveur et l'arôme sont perçus en même temps.

L'appréciation des vins et des liqueurs étant une chose essentielle pour le gourmet et surtout pour les marchands de cette denrée, ils apportent la plus minutieuse attention à les déguster, et recommencent plusieurs fois de suite, dans la crainte de se tromper.

Vous voyez, Monsieur, que le titre de *vrai gourmet* n'est pas aussi facile à prendre qu'on le croit généralement. Ainsi termina le narrateur, et je me rangeai de son avis.

§ 3.

Que déguster, manger, se garnir l'estomac soit, au dire de certaines gens, un plaisir physique, matériel, brutal, animal, peu m'importe, il n'en sera pas moins avéré que manger quand on a faim, boire quand on a soif, sont des besoins satisfaits et des plaisirs vivement ressentis. Qui oserait nier qu'il n'y a aucun plaisir à mordre dans cette poire fondante et parfumée ; dans ces délicieux petits gâteaux à la crème ou au chocolat vanillé ? Et pendant les fortes chaleurs de l'été, ne boit-on pas, avec délices, ces boissons rafraîchissantes au citron, à l'orange, à la groseille framboisée ? Ces glaces, ces sorbets aux fruits, aux liqueurs parfumées ; enfin toutes ces délicieuses et suaves préparations du pâtissier, du confiseur et du limonadier, en satisfaisant vos besoins, ne vous procurent-elles pas de bien douces jouissances ?... Oh ! les satires contre ces bonnes choses ne peuvent venir que de quelques personnes chagrines ou malades.

De ce qui précède, on doit naturellement conclure que nos sens font partie de notre organisation, et ces sens ont des besoins qu'on tenterait vainement de combattre ; lorsqu'ils parlent, il faut les écouter, leur obéir, avec cette restriction cependant, que si leurs demandes sont exagérées, la raison doit les modérer.

SECTION II.

DES ABERRATIONS DU GOUT.

On cite quelques cas d'aberrations ou hallucinations du goût fort curieux ; nous ne rapporterons que le suivant :

Deux amis intimes, avocats de nom, très-gourmets et dînant toujours ensemble, offraient des aberrations tout à fait opposées. L'un trouvait les mets trop salés ; l'autre, au contraire, trop fades. Celui-ci s'emportait contre le cuisinier qui avait la main trop lourde ; celui-là tempêtait de ce qu'il l'avait trop légère.

— Cette viande est passée, faisandée, disait le premier.

— Tu te trompes, mon cher, je la trouve trop fraîche, répondait le second.

— Ce vin est aigre, il prend au gosier.

— C'est, sans doute pour me contredire ; car il est douceâtre ; on le croirait drogué avec du glucose.

— Ce pain est dur, il sent le rat.

— Tu veux dire le pied de mitron qui l'a pétri... pour moi il est trop frais, etc., etc.

A les entendre se contredire, se chamailler continuellement, on eût cru que ces deux hommes allaient se prendre aux cheveux. Point du tout... Ces contradictions ne duraient que vingt minutes ; l'hallucination se dissipait ; le sens du goût reprenait ses fonctions normales. Alors, les deux amis se mettaient à boire et à manger avec cette volupté sensuelle qui caractérise les gourmets.

22.

SECTION III.

HYGIÈNE DU GOUT.

Le sens du goût, pour être sûr et délicat, exige le complet développement et l'état sain de toutes les parties qui le composent. L'hygiène prescrit l'exclusion de toutes les substances qui peuvent endommager la langue, le voile du palais et la membrane muqueuse qui tapisse l'intérieur de la bouche ; les substances qui exaltent ou diminuent la sensibilité de l'appareil gustateur ; enfin, les habitudes qui peuvent tarir ou dépraver la sécrétion salivaire, tels que l'abus des mets fortement épicés, irritants ; les boissons incendiaires ; l'usage abusif de la pipe, du tabac mâché, de l'opium, etc., etc.

Lorsque la langue est recouverte d'un enduit saburral, le goût est obtus, à peine perceptible ; les boissons gommeuses et opiacées, prises en trop grande quantité et longtemps continuées, endorment le goût et sont quelquefois cause de sa perte. Les boissons acides et toniques, prises avec modération, le réveillent au contraire, ainsi que les mets légèrement excitants.

Le sens du goût n'acquiert son complet développement qu'après l'âge adulte ; alors, pour le conserver intact, il faut éloigner les causes qui tendent à l'émousser ou à le dépraver.

Les perversions ou aberrations du goût sont toujours le symptôme d'une affection de l'estomac ou du système nerveux. Les personnes atteintes de gastralgie, de névroses ; les filles hystériques, chlorotiques, n'offrent presque jamais le sens du goût dans son état normal.

Quant à la propension du goût pour telle ou telle saveur, chaque individu obéit à sa nature, à son âge, à son sexe, à son tempérament et à ses habitudes, d'où résulte cette immense variété de goûts qui distingue l'homme civilisé des autres êtres vivants.

CHAPITRE XXIII

SECTION PREMIÈRE.

LE TACT.—LE TOUCHER.

Le sens du tact est, comme nous l'avons dit, le plus inférieur des sens, le plus matériel; il offre aussi plus d'étendue que les autres sens; car c'est dans l'organe cutané qu'il réside, et, de tous les organes, c'est la peau qui occupe la plus grande surface, puisqu'elle enveloppe le corps entier.

Le *tact* nous fait connaître les qualités des corps avec lesquels il nous met en contact; leur poli, leurs aspérités, leur douceur, leur rudesse, leur forme, leur poids, etc.; il nous fait apprécier surtout le froid et le chaud, la sécheresse et l'humidité, et chez quelques sujets à sensibilité exaltée, l'état électrique de l'atmosphère.

Le *toucher* est le *tact* localisé; ce sens, qui réside

dans la main et particulièrement dans la pulpe des doigts, nous fait connaître et apprécier avec beaucoup plus de précision que le *tact*, les propriétés tactiles des corps. C'est le toucher qui donne les notions de dimension, d'étendue, de poids, de consistance des corps; c'est lui qui précise la forme, apprécie ses angles et ses contours, sa largeur, son épaisseur et autres qualités de la matière vivante ou inerte. La main possède la sensibilité tactile au plus haut degré; c'est souvent au moyen du toucher qu'on rectifie les erreurs des autres sens. Tout le monde connaît l'exquise délicatesse du toucher des aveugles; non-seulement ils jouent aux échecs, aux dames, aux cartes; mais il en est encore qui savent distinguer les couleurs!

Une main recouverte d'une peau blanche et veloutée, une main armée de doigts bien articulés, dont l'extrémité se termine en une pulpe mollement arrondie, possède une délicatesse de *toucher* très-prononcée; de plus, elle fait éprouver d'agréables sensations par son doux contact. Tandis qu'une main à peau rude, à doigts noueux, ne saurait avoir qu'un toucher fort désagréable. C'est pourquoi les personnes de bonne société et particulièrement les dames, doivent soumettre leurs mains à des attentions, à des soins incessants, afin de leur donner ou de leur conserver toute la délicatesse et la beauté qu'elles possèdent ou qu'elles peuvent acquérir. Nous engageons les personnes soigneuses de leurs mains, à lire le petit ouvrage intitulé *Hygiène des mains et des pieds*, où se trouvent les moyens les plus simples, les plus faciles à employer pour obtenir ce beau résultat et pour combattre les diverses infirmités qui déforment ces organes.

Si nous considérons physiologiquement le sens du toucher, nous voyons que c'est à lui qu'appartient cette variété de plaisirs physiques et de voluptés qui enchaînent pendant quelques instants toutes les facultés de l'individu. Destiné à favoriser la propagation de l'espèce, ce sens, que nous n'hésitons pas à regarder comme celui de la volupté, a son siége dans les diverses membranes de nos organes.

§ I

Différents noms ont été donnés au toucher, selon la manière dont il est pratiqué. — Le *chatouillement* est un toucher particulier que tout le monde connaît. Pratiqué aux hypochondres ou sur la plante des pieds, le chatouillement provoque le rire; il finirait, s'il était trop longtemps prolongé, par amener des convulsions, et la mort même, dans un accès tétanique!

Le chatouillement des lèvres produit un agace-
ment voluptueux, qui fatigue beaucoup s'il est
prolongé ; il en est de même du chatouillement de
la paume des mains. J'ai vu des femmes qui se livraient à ce genre d'amusement, éprouver d'abord
des tensions musculaires, des tressaillements nerveux, et ensuite une attaque hystériforme, se terminant par une défaillance.

Le chatouillement de la membrane pituitaire provoque l'éternuement.

Le chatouillement de la luette provoque des nausées et parfois le vomissement, etc., etc. Enfin
chaque partie du corps soumise au chatouillement
offre des phénomènes différents et particuliers.

§ II

Et, maintenant, si de la description physiologique, nous passons à la description des plaisirs
sensuels que le toucher fait éclore, nous dirons que
ce sens joue le principal rôle dans les divers actes
de l'amour physique, et les impressions qu'il transmet au cerveau sont plus ou moins vives, selon
l'impressionnabilité nerveuse du sujet. Il est des
individus que le moindre contact fait tressaillir;
d'autres, au contraire, et particulièrement les tempéraments lymphatiques, ont besoin d'un contact

plus prononcé et prolongé, pour arriver à des
sensations moins vives que chez les sujets nerveux.

Les formes arrondies, les surfaces polies, velou-
tées, sont agréables au toucher ; on les palpe avec
plaisir ; la main aime à les caresser ; tandis que les
formes anguleuses et les surfaces rugueuses produisent l'effet contraire. C'est pourquoi la femme
maigre est toujours à la recherche des moyens
d'acquérir un peu d'embonpoint. Notre HYGIÈNE
ALIMENTAIRE lui fournira le régime le plus convenable pour atteindre ce but.

C'est surtout, en amour, que le sens du toucher
trouve sa plus douce application. En effet, existe-
t-il un plaisir comparable à celui qu'on éprouve
aux tendres caresses d'une femme adorée?

C'est au milieu des fiévreux transports de l'a-
mour, lorsque les beaux yeux d'une femme ont allumé dans son cœur l'incendie qui l'embrase et le
dévore, que le jeune homme s'écrie :

> Donne, donne un baiser,
> O charmante maîtresse !
> Donne pour apaiser,
> Cette soif qui m'oppresse.
> Des caresses encore, encore !
> Des baisers cent fois répétés...

Ainsi parle et agit le sujet d'un tempérament

sanguin, nerveux ou bilieux ; mais les impressions tactiles ne sont pas aussi vives chez les sujets lymphatiques. Chez eux la fibre est plus molle, la peau blanche et rosée, gorgée de sucs, n'a pas la même sensibilité; le cœur bat moins fortement; la circulation est plus tranquille; l'érectilité est moindre dans les divers tissus de ce genre. De là vient, chez beaucoup de femmes, cette indifférence *momentanée;* car, dès qu'on a su tirer leurs sens du sommeil qui les engourdit, le plaisir s'offre à elles entouré de tous ses attraits.

SECTION II

DES ABERRATIONS DU TACT

Les annales de médecine citent une foule d'observations fort curieuses sur ce sujet; dans ce genre d'aberrations, les hallucinés éprouvent des sensations de froid et de chaud, des piqûres, des brûlures imaginaires; le contact glacé d'un reptile qui s'enroule autour du corps; le fourmillement produit par une araignée se promenant sur le visage. On rencontre des hallucinés qui sentent leur corps grandir, se gonfler, éclater !... D'autres, au contraire, le sentent rapetisser et se réduire à un atome. Enfin, quelques hallucinés, plus heureux,

23

éprouvent des sensations agréables, telles que des embrassements, des saveurs et des odeurs agréables, etc., etc.

Une dame de quarante ans sentait courir sur son corps une multitude de souris; à peine était-elle parvenue à s'en débarrasser, qu'une nuée de moucherons avides s'abattaient sur elle et la dévoraient. Au bout de trois quarts d'heure l'hallucination cessait, mais pour reparaître le lendemain.

Une autre dame se croyait être la proie d'une myriade de chenilles. — Une troisième sentait des grenouilles marcher dans son estomac, depuis qu'elle avait bu à un ruisseau dans lequel elle avait aperçu un de ces batraciens. — Une quatrième se figurait avoir trop chaud et suait à grosses gouttes au cœur de l'hiver. — Son voisin, au contraire, frissonnait et gelait au plus fort de l'été. On n'en finirait pas s'il fallait rapporter toutes les anomalies en ce genre. Une dernière suffira:

Un bon notaire de village avait fait la sottise de se laisser gouverner et battre par sa femme; celle-ci étant morte, le bonhomme crut pouvoir vivre désormais tranquille. Hélas! il en fut autrement. L'ombre de sa mégère venait, de temps à autre, lui administrer des coups de bâton. Le pauvre notaire, au milieu des occupations de son étude, se mettait à crier comme s'il eût été réellement battu.

SECTION III

HYGIÈNE DU TACT.

Le sens du tact joue un rôle très-important et dans la vie organique et dans la vie de relation. La faculté tactile ayant son siége dans l'élément nerveux de la peau, il est naturel de penser que plus la peau sera saine et pure, plus l'impression tactile sera facile.

S'il est utile à la santé d'habituer son corps aux vicissitudes atmosphériques, il ne l'est pas moins pour les arts de conserver aux doigts leur délicatesse et leur sensibilité ; car, plus la sensibilité sera développée, plus le toucher offrira de certitude et de ressources.

L'hygiène recommande d'éloigner soigneusement de la peau toutes les causes, très-nombreuses, qui peuvent l'irriter, la dessécher, la durcir, l'entamer, etc. L'organe cutané étant sujet à une foule d'affections, depuis la plus simple jusqu'à la plus compliquée, les dartres rongeantes, les engelures ulcérées, par exemple, les exanthèmes, qui peuvent couvrir une grande partie de sa surface, les blessures et brûlures profondes, etc., etc., il devient tout à fait indispensable de veiller à son intégrité et de l'entretenir sans cesse dans un état de propreté qui ne laisse rien à désirer. On évitera les vicissitudes atmosphériques, les grands froids comme les chaleurs excessives, on aura soin de la soustraire à l'action du feu, des acides, des alcalis et autres substances qui l'altèrent. Il faut éviter aussi les alternatives de l'eau chaude et de l'eau froide, qui sont des causes de durcissement de l'épiderme, de gerçures et de crevasses souvent fort douloureuses. Les engelures négligées, non-seulement déforment les doigts et altèrent le sens du toucher, mais elles occasionnent encore des douleurs quelquefois intolérables. Ce n'est pas ici le lieu de disserter sur les maladies de la peau; nous renvoyons les lecteurs qui sont dans le cas d'avoir besoin de conseils, à notre HYGIÈNE DU VISAGE ET DE LA PEAU, où ils trouveront tout ce qu'il est possible de désirer sur ce sujet, et à notre HYGIÈNE DES PIEDS ET DES MAINS, pour ce qui concerne les engelures et en général toutes les altérations, déformations et infirmités de ces organes.

Avant de fermer ce chapitre nous appellerons encore l'attention du lecteur sur le rôle important que l'organe cutané joue dans notre organisation. D'abord la peau étant l'organe le plus étendu et offrant le plus de surface, se trouve naturellement plus exposée aux atteintes des corps environnants;

ensuite l'innombrable quantité de vaisseaux et de
nerfs, de petites glandes microscopiques, de conduits sécréteurs et excréteurs, etc., qui entrent
dans sa composition, ses nombreuses sympathies
avec les divers organes du corps prouvent et son
importance et la nécessité des soins hygiéniques à
lui donner chaque jour. Les femmes surtout ne
devront pas oublier que les soins de propreté jour-
naliers ont le double avantage d'entretenir la
santé, en favorisant les fonctions de la peau, et de
rendre la beauté plus attrayante.

23

CHAPITRE XXIV

DES RAPPORTS QUI EXISTENT ENTRE LES QUATRE PARTIES DU JOUR ET LES QUATRE SAISONS.

DE L'INFLUENCE QUE CES DIVERSES PHASES DU JOUR ET DE L'ANNÉE ONT SUR L'ÉCONOMIE HUMAINE

Le **jour** est indiqué par la nature pour agir, vaquer aux affaires et pour se livrer aussi aux divers plaisirs qu'offre et multiplie la société. La **nuit** est le temps du repos; le corps, fatigué des travaux de la veille, trouve dans le sommeil la réparation des pertes qu'il a faites.

A la période diurne appartient l'activité physique et morale; à la période nocturne le repos, le sommeil; on ne peut intervertir cet ordre sans porter atteinte à la santé. Vivre la nuit et se reposer le jour, ainsi que cela se pratique dans les grands

centres de civilisation, parmi les hautes classes de
la société, est une infraction aux lois de la nature
qu'on paie, tôt ou tard, bien cher.

C'est surtout parmi les personnes qui fréquentent
les théâtres, les concerts, les bals et autres lieux
insalubres, qu'on rencontre des constitutions dé-
biles, des appauvrissements du sang, des leucor-
rhées souvent incurables; semblables à la fleur qui,
privée d'air et de lumière, s'étiole et perd son parfum, de même ces personnes perdent leur fraîcheur
et leur beauté. Que les citadines se donnent la
peine de jeter un regard sur les femmes de la campagne, qui se lèvent et se couchent avec le soleil;
elles acquerront la certitude que cette manière de
distribuer la vie, est tout à l'avantage de la constitution. Les femmes de la campagne sont hâlées,
dira-t-on, leur teint est brûlé par le soleil; c'est
vrai; mais en revanche elles jouissent d'une vigueur corporelle et d'une santé qu'on envie.

Nous ne saurions trop conseiller aux personnes
qui, pendant la saison d'hiver, se sont étiolées aux
flambeaux des soirées, des théâtres et autres lieux
de plaisirs, de se hâter d'abandonner la ville dès
l'arrivée des beaux jours; elles trouveront à la
campagne un air pur qui revivifiera leur constitution, et réparera les atteintes qu'a pu éprouver
leur santé.

§ I

LE MATIN

Le **matin** correspond au printemps et à la jeunesse de l'homme : on dit également le matin de la vie et le matin de la journée. Quand le soleil, précédé de l'aurore aux teintes rosées, se lève dans un ciel d'azur, lorsque ses premiers rayons dorent les montagnes et font scintiller les gouttes de rosée suspendues aux herbes des prairies, quel magnifique spectacle offre la campagne! et quel bonheur on éprouve d'assister à la naissance d'un beau jour!

Bientôt les rayons de l'astre roi inondent l'atmosphère et réveillent la vie dans les champs. Les oiseaux saluent son retour ; les pâtres mêlent leurs chants rustiques aux bêlements des troupeaux ; les habitants du village sortent de leurs chaumières pour se rendre à leurs travaux accoutumés. De tous côtés la vie circule et se manifeste dans les champs, et, avec elle, l'espoir et les divers plaisirs que promet un beau jour. Elle est si fraîche, si attrayante, la campagne par une belle matinée de printemps! Il y a dans les brises qui vous caressent de si enivrantes odeurs! qu'on est vraiment heureux d'aspirer tous ces parfums de vie et de jeunesse qui circulent autour de vous.

Le corps est plus leste, plus vigoureux, plus
dispos le matin qu'à toute autre heure du jour ; les
facultés intellectuelles fonctionnent aussi avec plus
d'énergie et de facilité. Les travaux de la pensée,
opérés le matin, se ressentent toujours de l'état
de bien-être où se trouve le cerveau.

Chez les littérateurs et les poëtes l'imagination
est plus riche, les idées plus fécondes. Chez les
artistes peintres, sculpteurs, la main est plus agile,
plus sûre et rend mieux la pensée qui la dirige.
Le savant a la conception plus nette; il arrive à de
plus heureuses combinaisons, et s'étonne parfois
de trouver la fin de ses laborieuses élucubrations,
de ses problèmes. C'est pourquoi les hommes de
lettres et de science consacrent généralement la
matinée à leurs travaux.

Les promenades et les parties de campagne sont
plus gaies, plus agréables le matin. Les parties de
plaisir s'organisent, généralement, la veille pour le
lendemain. Qui de nous ne s'est donné l'agrément
d'un déjeuner sur l'herbe, au bord d'un ruisseau,
ou près d'une fontaine, par une belle matinée de
mai ou de juin?

Le déjeuner, surtout au printemps, est le repas
le plus agréable comme le plus salutaire : il res-
taure davantage, parce que sa digestion est plus
facile.

Le matin est favorable à la vitalité; cette phase

du jour est, de même que le printemps, plus propre à la génération. On a observé que le plus grand nombre des accouchements a lieu dans la matinée. La plupart des maladies éprouvent une rémission vers le matin; et, semblables aux maladies printanières, elles sont rarement dangereuses; la nature termine souvent, le matin, diverses affections par des évacuations critiques. Enfin, c'est au lever du soleil que les oiseaux commencent leurs concerts, que les fleurs exhalent leurs plus doux parfums, que les cieux et la terre semblent vous sourire, que tout concourt à réjouir le cœur et l'âme.

§ II

LE MIDI

Le milieu du jour représente l'été; on pourrait dire aussi que l'été est le midi de l'année. Ces deux phases du jour et de l'année correspondent à l'âge mûr. Le midi est une moitié du jour, comme l'âge mûr est le milieu de la vie. A l'heure de midi, les rayons solaires ont acquis leur plus grande force, l'homme des champs et les troupeaux recherchent l'ombre. A la bruyante activité du matin a succédé le calme, le repos : de même l'âge mûr se repose des passions de la jeunesse. Aux orages de l'amour ont succédé les douceurs de la famille; il jouit pai-

siblement du bien-être que lui ont aquis ses persé-
vérants travaux.

A mesure que le soleil s'avance à son point culminant, ses rayons, frappant plus vivement les
corps, concentrent la vitalité sur les principaux organes de l'économie : le foie, le cœur, les poumons
et le cerveau; d'où il résulte que les passions ont
plus de force, sont plus ardentes au milieu du jour
que le matin.

L'action morbifique du midi et de l'été s'exerce
particulièrement sur l'estomac , le foie et les intestins. C'est en été que paraissent les fièvres bilieuses,
putrides, malignes, les dyssenteries et autres affections d'entrailles. C'est ordinairement sur le midi
que les exacerbations ou redoublements de ces maladies ont lieu. C'est pourquoi l'hygiène prescrit le
choix et l'exclusion de certains aliments; la modération dans le boire et le manger; l'abstinence des
plaisirs, dont l'action débilitante, ajoutée à celle
des chaleurs, peut engendrer des maladies souvent
funestes.

L'heure de midi, en **été** surtout, invite au repos.
Dans les contrées méridionales, la *sieste* ou méridienne est une habitude généralement répandue
dans toutes les classes de la société. Ce doux repos
délasse, rafraîchit les organes et rend au corps sa
vigueur. Cette habitude est, chez le plus grand
nombre, arrivée au point qu'une méridienne empê-

chée ou manquée, rend maussade pour le reste de la journée.

Les plaisirs offerts par la saison d'été seront décrits dans le chapitre suivant.

§ III

LE SOIR.

Le **soir,** troisième partie du jour, correspond à l'automne et à l'âge de déclin. L'automne est le soir de l'année, comme l'âge de déclin est le soir de la vie.

Le soir fait cesser les travaux des champs et apaise les bruits du jour. Les villageois et les troupeaux rentrent au village ; car le jour s'enfuit et la nuit s'avance... C'est l'heure du repos.

Quoique l'automne ait ses belles journées et nous prodigue ses richesses, cette saison prédispose à une sorte de mélancolie dont on ne peut se défendre... La végétation a perdu ses fraîches couleurs ; une foule de plantes sèchent et meurent ; les arbres, après avoir donné leurs fruits, se dépouillent peu à peu de leur feuillage ; les fleurs disparaissent une à une ; les pampres rougissent, les prairies se fanent, les feuilles jaunissent et tombent. Les ruisseaux, grossis par les pluies, débordent et roulent des eaux fangeuses ; les tièdes brises de l'été sont remplacées par le fougueux aquilon, dont le souffle glacé ressemble à de longs gémissements..... Les jours décroissent de plus en plus ; le soleil pâlit ; son disque, obscurci par les brumes, ne réchauffe plus la terre de ses feux. Les matinées sont froides, les soirées longues et tristes, les nuits glacées... Parvenue à son extrême vieillesse, l'année se meurt... L'hiver qui arrive à grands pas couvrira bientôt les monts et la plaine de son linceul de neiges et de frimas...

Ainsi marche la vie humaine qui, de l'âge de déclin, entre dans la vieillesse, sa dernière limite.

Si le matin dispose à la joie, à l'activité, à l'expansion des facultés physiques et morales, le soir semble produire l'effet contraire. Le plaisir que fait éprouver une belle soirée se passe presque toujours intérieurement ; on est heureux d'assister à un beau coucher de soleil et d'admirer les teintes empourprées qui colorent l'Occident ; puis les teintes opalines qui les précèdent, et qui se fondent bientôt en une couleur jaune-claire uniforme, embrassant tout l'horizon. Mais ce plaisir, bien senti par beaucoup de personnes, est tout au cœur, et ne se manifeste extérieurement que par le silence de l'admiration, qu'un muet sourire accompagne.

Le matin le corps est frais, dispos ; les impressions sont vives et leurs manifestations bruyantes.

24

— Le soir le corps est plus ou moins fatigué des travaux et sensations de la journée, et partant moins vivement impressionnable; d'où il résulte que les plaisirs du matin, renouvelés le soir, ne sauraient être éprouvés de la même manière.

Et, d'ailleurs, le soir n'est-il pas la phase de déclin du jour? Personne n'ignore qu'en toutes choses le commencement diffère de la fin. Les riantes couleurs du matin s'effacent à midi, et sont remplacées par des couleurs plus sombres qu'amène le soir. Or, nous le répétons, le matin, le printemps et la jeunesse se correspondent; sous leur heureuse influence naissent la joie et les plaisirs. Le soir, l'automne et l'âge de déclin se correspondent également; ils revêtent des teintes indécises et offrent ce vague indéfinissable, voisin de la tristesse.

L'automne est fertile en maladies : les irritations d'estomac et d'intestins, les diarrhées, dyssenteries, les coliques, les affections des voies urinaires, l'hydropisie, la goutte, le rhumatisme, l'hystérie, l'hypochondrie, les fièvres tierces, quartes, etc., etc. L'abus des fruits, que prodigue si libéralement l'automne, est la principale cause des irritations des voies digestives. La prudence recommande la sobriété des fruits et le rejet de ceux de mauvaise qualité.

Les causes générales des autres maladies automnales se rencontrent dans les matinées froides et les

soirées humides ; dans les pluies quelquefois de
longue durée, et enfin dans tout ce qui peut retar-
der ou arrêter les fonctions de la peau et l'action
pulmonaire. L'hygiène prescrit strictement d'éviter
ces causes ou de se prémunir contre elles, car il
vaut mieux prévenir une maladie que de la guérir.

§ IV

LA NUIT.

C'est le temps pendant lequel notre soleil, absent,
éclaire l'autre hémisphère. Les deux périodes diurne
et nocturne se succèdent incessamment et sans interruption ; elles sont la conséquence forcée de la
rotation du globe terrestre. L'effet le plus manifeste de cette révolution est l'éveil et le sommeil, que
la lumière et les ténèbres répandent alternativement
sur les êtres vivants.

L'homme et les animaux ne sont point les seuls
qui dorment la nuit et réparent les pertes faites
pendant le jour ; un grand nombre de végétaux les
imitent, le sommeil est d'une rigoureuse nécessité
pour eux : les sensitives, les tamarins, toutes les
légumineuses en général, ferment leurs feuilles aux
approches de la nuit. Les fleurs des liserons, des
pissenlits , etc. , se closent chaque nuit pour se li-

vrer au sommeil, ainsi que les animaux des champs,
et se réveillent le matin, plus fraîches, plus vigou-
reuses.

Les saisons et les lunaisons influent naturellement sur la météréologie nocturne. Les nuits de
printemps sont froides, fraîches, souvent étoilées;
les nuits d'été tièdes, limpides, chaudes, orageuses;
les nuits d'automne humides, brumeuses, malsaines;
les nuits d'hiver froides, glacées!...

Les divers états électriques et barométriques de
l'atmosphère ont une influence bien marquée sur la
durée et la qualité du sommeil. Ainsi, au printemps,
le sommeil est doux, agréable et plus ou moins
prolongé, selon les tempéraments.

En été on dort moins, la chaleur rend le sommeil
lourd et souvent interrompu. L'automne apporte
des modifications très-sensibles: le sommeil est
tantôt profond et tantôt léger; souvent agité durant
les quelques journées de chaleur accablante du
commencement de l'automne. A mesure que cette
saison s'avance, que les matinées deviennent fraîches et les soirées froides, le sommeil reprend son
type normal et se rapproche de celui du printemps.
C'est pendant l'hiver que le sommeil est le plus
profond, le plus long; on dort davantage en hiver
qu'en aucune autre saison. Le froid semble vous
retenir au lit dont la chaleur est agréable; beaucoup
de jeunes personnes le quittent à regret.

En général la durée du sommeil est en raison des exercices et des pertes que fait le corps pendant la veille. Plus les travaux et les exercices ont été soutenus, plus le sommeil est long et profond. Au contraire, il est incomplet et de peu de durée chez les personnes sédentaires qui passent les journées sans agir physiquement. Chez les enfants il est long, profond et d'un seul jet ; chez les vieillards il est court et léger ; enfin, chez les personnes affligées d'affections nerveuses des voies digestives, le sommeil est brisé, morcelé, fréquemment interrompu, presque nul et plus fatigant que réparateur.

S'il y a du plaisir à s'endormir doucement sur une molle couche, bercé par des idées riantes, c'est un bien affreux supplice que l'insomnie des malheureux consumés par un mal incurable...

« Oh ! qui me rendra le sommeil, s'écriait un gastralgique, le doux et bienfaisant sommeil, qui repose l'âme et le corps, que caresse parfois un rêve doré.... qui nous allége du poids de nos souffrances... ce bienfaisant sommeil, qui me le rendra.... (1) ? »

(1) Voyez le très-intéressant ouvrage intitulé : *Le corps et l'âme aux différents âges de la vie*, où sont décrites les diverses impressions ressenties pendant les phases de l'existence.

RÉSUMÉ.

Nous résumerons ce chapitre dans les lignes suivantes :

Le **matin** représente le printemps ; il inspire la gaîté et donne la vivacité, la santé aux personnes matinales, par la raison que le repos de la nuit a réparé les pertes du jour et imprimé aux sens plus d'alacrité et une énergie nouvelle.

Le **midi**, de même que l'été, prédispose au repos physique, à la réflexion, à la méditation. D'après les anciens physiologistes, l'été, ainsi que le milieu du jour, activait la sécrétion bilieuse et nerveuse ; le caractère devenait plus irritable, les passions plus pressantes, et la *pigritie*, ou penchant à la paresse, plus marqué.

Le **soir**, correspondant à l'automne, amène souvent la fatigue morale et physique, quelquefois la tristesse. Le corps se ressent des pertes nerveuses faites pendant la journée ; il a besoin de repos. De là vient que l'humeur mélancolique domine dans la soirée, comme l'humeur sanguine, ou la gaîté, dans la matinée.

La **nuit,** qui consonne avec l'hiver, est le temps du repos, du sommeil ; ainsi l'a voulu la sage nature, afin que le sommeil infusât une nouvelle énergie dans l'organisation vivante. Pour jouir d'une bonne santé, il faut se conformer à la loi naturelle, c'est-à-dire agir le jour et dormir la nuit. Les personnes qui vivent le soir et la nuit n'ont jamais le teint frais, la force, la vivacité et la gaîté de celles qui vivent le jour. Les gens de la campagne, qui se lèvent avec le jour et se couchent quand vient la nuit, sont généralement robustes et bien portants. Le citadin, le riche se lève tard, mange, boit, agit peu et se couche après minuit. Mais, cette vie contre nature énerve sa constitution, sape sa santé, le rend sujet à beaucoup d'infirmités, parmi lesquelles sont l'hypochondrie chez l'homme et les vapeurs chez la femme.

Le remède souverain contre ces maladies et pour restaurer la constitution affaiblie, est l'air de la campagne, la vie salutaire du matin et les travaux rustiques. La vie matinale et les travaux champêtres délivrent l'âme de la satiété du repos ; ils revivifient le sang et rajeunissent l'organisation entière, tandis que la vie du soir affaiblit, étiole et appauvrit le sang. En effet, nos facultés physiques et morales tendent naturellement à se reposer le soir ; l'habitude qui contrarie ce penchant doit nécessairement porter atteinte à la santé. C'est pourquoi les riches sont plus souvent indisposés et vieillissent plus vite que les pauvres.

La nuit correspond à l'hiver, à l'extrême vieillesse, à la mort ! — La nuit est le terme du jour, comme la décrépitude est le terme de l'existence humaine. — A la nuit, le silence, les ténèbres ; — les neiges et les frimas à l'hiver ; — à la vieillesse décrépite, l'affaissement du corps et de l'esprit, la tristesse et la tombe.....

ARGUMENT.

DES SAISONS ET DES PLAISIRS QU'ELLES OFFRENT.

Chaque saison a ses plaisirs de même que ses fleurs. Les climats où les saisons se trouvent parfaitement tranchées, sont plus propres à offrir une succession variée de plaisirs que les climats équatoriaux, qui n'ont que deux saisons : celle des chaleurs et celle des pluies.

Dans nos climats tempérés, les beaux jours et les jours nébuleux se succèdent sans interruption ; la durée des uns et des autres, plus ou moins longue, plus ou moins courte, dépend de certaines perturbations atmosphériques dont la plupart des causes nous sont inconnues.

Quel bonheur on éprouve après un hiver rigoureux, de voir pousser les feuilles et les fleurs ; de s'enivrer des parfums que ramène le printemps !

Après une série de jours éclairés par un ardent soleil, on désire la pluie. Alors, n'est-ce pas un plaisir que de voir un orage se former et d'entendre la pluie qui tombe à flots? Les rayons solaires avaient embrasé le ciel, desséché la terre; on suait, on respirait un air brûlant, on étouffait... La pluie qu'on appelait est venue désaltérer les fleurs languissantes et nous apporter une agréable fraîcheur.

Après une série de jours pluvieux, on désire vivement les beaux jours... Quand le soleil se lève radieux, inondant de ses feux les plaines du firmament, n'est-ce pas un bien doux plaisir que de voir ses puissants rayons dissiper, chasser les sombres nuages qui nous cachaient le riant azur des cieux !

L'automne et l'hiver ont aussi leurs plaisirs; c'est ce que nous allons démontrer dans le dernier chapitre de cet ouvrage.

CHAPITRE XXV

LE PRINTEMPS ET SES PLAISIRS.

§ I.

Le printemps vivifie la nature et rajeunit tous les êtres. Tout naît et reverdit dans les champs ; l'espérance renaît aussi au fond des cœurs. La terre se réveille et sourit au soleil ; dans l'air, au fond des bois et sous l'herbe, on entend des chants et mille bruits divers qui saluent ton bienfaisant retour, ô doux printemps ! Et que de joies tu réveilles, que d'amours tu fais éclore !

> De riches draperies
> Les côteaux sont couverts,
> Et l'encens des prairies
> S'exhale dans les airs.

Sous les toits du village,
Dans les champs, à la cour
Sous l'herbe et le feuillage
Partout des chants d'amour !

En tous lieux on ne rêve,
Que plaisir et beauté ;
Partout avec la séve
Coule la volupté !

Oui ! le printemps est pour la jeunesse la saison des amours et des plaisirs. Pendant ces beaux jours où tout fermente sur la terre, où la germination s'effectue aux chaudes émanations du soleil, où tous les êtres vivants se recherchent et se rapprochent, il est bien naturel que le cœur humain participe à cette effervescence générale.

Lorsque les champs ont reverdi ; quand la prairie s'est émaillée de fleurs et que les bois se sont parés de leur naissant feuillage, n'est-ce point un plaisir que d'aller à deux, s'égarer dans la campagne ? De suivre les bords fleuris d'un limpide ruisseau, de pénétrer dans les profondeurs du vallon, et de se reposer sous les dômes mouvants que forment les grands arbres : n'est-ce pas un bonheur ? O la jeunesse et la santé, le printemps et l'amour, c'est la poésie de la vie ; c'est un ineffable bonheur qui enivre à la fois, l'âme et les sens ; mais, dont la durée est, hélas ! trop éphémère.....

Ne vous est-il pas arrivé quelquefois, ô mes lecteurs, qui avez été jeunes, de penser à ces charmantes promenades à deux, à ces mystérieux rendez-vous d'amour ? N'avez-vous pas tressailli sous la magique influence de ce lointain souvenir ? Ne vous êtes-vous pas complu à arrêter votre pensée sur ces beaux jours de la vie ; et, sans le vouloir, n'avez-vous point laissé échapper ces mots, au milieu d'un soupir : O la *jeunesse* et l'*amour !...*

C'est à la jeunesse exclusivement qu'appartiennent ces vives jouissances ; car, pour les personnes d'un âge mûr et pour celles qui marchent sur le déclin de leur existence, le printemps a d'autres plaisirs. Les promenades à pied, à cheval, en voiture, par une belle journée ; les parties de campagne, les voyages d'agrément, les excursions scientifiques ; la zoologie, la minéralogie, la botanique, etc., offrent mille plaisirs, mille agréables surprises. L'horticulture, l'étude pratique et la culture des fleurs, leur multiplication, leur hybridation, leurs diverses métamorphoses au moyen de l'art, sont des distractions aussi agréables qu'instructives.

Et pour les hommes favorisés de la fortune, qui possèdent des champs, des bois, des prés, des vergers, combien doivent être vives ces joies que fait naître la fécondité de la terre ! Car, ces arbres chargés de fruits, ces coteaux dont les pampres

25

touffus promettent une vendange abondante ; ces magnifiques moissons que mûrira le soleil de juin ; ces prairies aux herbes aromatiques ; ces potagers où l'art a multiplié les plantes légumineuses et leur a donné un parfum et une saveur qu'elles n'ont point à l'état naturel. Ces brillants parterres où se pressent les plus charmantes fleurs, où sont alignés, en perspective, de longues rangées d'arbres. Tout cela lui appartient à cet heureux propriétaire... et, le plus souvent, il ne sait pas en jouir ; c'est à peine s'il leur accorde un regard... La plupart des riches propriétaires n'habitent la campagne que pendant quelques mois ; leurs spéculations industrielles ou d'autres affaires les rappellent sans cesse à la ville ; ils se privent ainsi des nombreux avantages que la santé retire de l'air pur des champs. Leurs somptueux appartements, leurs moelleux tapis, leurs tentures de soie brochées d'or, ne valent pas le berceau de clématites, la haie d'aubépines et la saulaie qui conduit au hameau. Mais, arrêtez donc vos yeux, ô riches, sur cette riante prairie qui vous envoie ses parfums ; regardez ces collines parsemées de bosquets et de vertes pelouses ; et puis cette vaste plaine qui étale à vos yeux son inépuisable fécondité ! Ne croirait-on pas que les corbeilles de Flore et de Pomone ont épuisé sur elle toutes leurs richesses ?

Les plaisirs de la campagne, simples, naturels,

comme les objets qui les font naître, délassent des
affaires incessantes et pénibles de la ville ; ils font
oublier, pour quelque temps, les plaisirs mordants
et insalubres des cités ; ils reposent le corps, fatigué de cette dévorante activité qui use l'habitant
des grandes villes ; enfin ils sont un bien pour la
santé physique et morale.

Les plaisirs du jardinage ne sont pas à négliger ;
heureux celui qui sait les apprécier et qui possède
un jardin ! — Planter, greffer, émonder ses arbres,
les étirer en espalier ou les arrondir en parasol ;
aligner et cintrer ses charmilles, multiplier ses
rosiers, doubler leurs corolles, diversifier leurs
couleurs; semer une rare variété de fleurs ; les voir
sortir de terre, les entourer de soins assidus, protéger et suivre leur croissance, les admirer en bou-
tons et jouir de leurs suaves odeurs au jour de leur
épanouissement : n'est-ce point une succession non
interrompue de plaisirs ; et ces plaisirs ne valent-
ils pas ceux de la ville ?

§ II.

Passant à un autre ordre de choses, nous ferons
observer que le printemps est encore la saison la
plus favorable aux plaisirs de l'intelligence, c'est-à-
dire aux diverses productions de l'esprit. Les littérateurs et poëtes, les peintres, sculpteurs, musi-

ciens, et tous les artistes en général, ont la conception et le travail plus faciles à cette époque de l'année ; on dirait que la nature rajeunie imprime à leurs facultés intellectuelles une nouvelle énergie. En effet, comment ne pas être inspiré en présence de cette jeune végétation qui charme vos yeux ; devant ces tapis de verdure et de fleurs qui semblent vous sourire ? Comment ne pas s'enivrer des parfums printaniers que vous apportent les tièdes brises ? Comment enfin ne point partager cette allégresse générale de tous les êtres dont la voix et les chants montent aux cieux, pour célébrer la saison des beaux jours ?

La nature est si belle au printemps ; éclairée par un beau soleil d'avril, la terre a repris ses habits de fête. On éprouve tant de joie à voir renaître les fleurs ; tant de bonheur à sentir les tièdes brises vous caresser, vous réchauffer, vous enivrer de leurs parfums ! Il semblerait que le vieillard participe à ce rajeunissement général ; son cœur se dilate, son âme s'épanouit, et le fardeau des années lui paraît moins lourd.

C'était pendant une de ces magnifiques matinées de printemps qu'un sexagénaire, ravi de tout ce qu'il voyait, ému de tous les bruits qu'il entendait, et plein d'admiration, s'écriait :

§ III.

GERMINAL (MOIS D'AVRIL).

Avril ! Avril ! doux messager du printemps, que j'éprouve de bonheur à te revoir ! Après le deuil de l'hiver, que je suis heureux de pouvoir fêter ton retour ! Ton doux soleil et tes nuages argentés qui voguent légèrement dans un riant azur, ta fraîche verdure et tes premières fleurs réjouissent mes yeux et vivifient mon cœur.

Oui ! j'ai plaisir à vous admirer, chaque matin, charmantes primevères qui élevez vos têtes dorées au-dessus de l'herbe naissante ; tendres lilas, fleurs éphémères, symbole de la jeunesse, qui brillez et passez comme elle ; blancs narcisses aux larges pétales, suaves jonquilles aux couleurs variées et tant d'autres jolies fleurs qui vous épanouissez au souffle des zéphyrs, que j'ai plaisir à vous voir ! Il me semble ressaisir dans vos enivrantes odeurs quelque chose de ces joies juvéniles du beau temps de la vie....

Oh ! que le ciel est beau, que la campagne est ravissante par une tiède matinée d'avril : l'air est chargé de suaves odeurs, de tous côtés des bruits de plaisir, des chants d'amour se font entendre...

25.

Hâtons-nous, hâtons-nous de jouir de tous ces bonheurs terrestres; car j'ignore s'il me sera permis de les goûter l'an prochain....

Avril est le mois des promesses et des douces espérances, aussi bien pour les jeunes que pour les vieux. L'âge avancé n'enlève pas toutes les espérances ; mais il les borne et les rend moins brillantes. Le vieillard espère encore le plaisir du lendemain, et son espoir n'est accompagné ni d'impatience ni d'inquiétudes ; il se hâte de jouir, parce qu'il sait que le terme de la vie approche...

Mais, comme tu as passé rapidement, joli mois d'avril ; c'est à peine si j'ai pu réjouir mes yeux aux fraîches couleurs de ta parure ; c'est à peine si j'ai pu aspirer ces parfums de vie et de jeunesse que tu répands sur la terre !...

Et cependant, je n'ai pas manqué un seul jour d'aller aux champs étudier les progrès de la végétation. J'ai vu l'herbe pousser, les primevères naître et les lilas rougir ; j'ai vu de frêles tiges sortir de terre, grandir et se terminer par une élégante fleur. Mais les fleurs de la veille n'existaient plus le lendemain, d'autres les avaient remplacées ; un jour avait suffi pour les voir naître, briller et mourir... Hélas ! comme la vie marche rapidement.....
On ne peut l'arrêter, elle avance toujours... Hier la fleur, aujourd'hui les fruits et demain une tige

inerte, desséchée, dont la décomposition engrais-
sera le sol...

Ainsi tout passe sur ce globe où les générations
se succèdent sans interruption ; tout marche fatalement à la mort, en traversant ces trois phases de
la vie : *jeunesse — âge mûr — vieillesse...*

La nature seule est éternelle !

CHAPITRE XXVI

L'ÉTÉ ET SES PLAISIRS.

Le printemps s'enfuit d'une aile légère; l'été lui succède. Le soleil, arrivé au point culminant de sa course (*solstice d'été*), darde sur la terre ses rayons les plus ardents. Sous leur puissante influence, les fruits se développent et grossissent, les moissons grandissent et arriveront bientôt à leur maturité. Les prairies ont perdu leur parure printanière; les hautes herbes qui ont remplacé les fleurs ne tarderont pas à être fauchées. La campagne revêt des teintes plus chaudes; la verdure passe à des nuances plus foncées; les fleurs aussi revêtent des couleurs plus éclatantes; les arbres ont acquis toute l'épaisseur de leur chevelure et forment un frais abri contre les ardeurs du midi : tout enfin participe au changement que le soleil de juin opère dans nos champs.

§ ı

Parmi les plaisirs de l'été, figurent au premier rang les promenades du matin et du soir dans la campagne; car, pour ceux qui savent apprécier les charmes d'une belle matinée et d'une belle soirée, lorsque le soleil s'éteint à l'horizon, ce plaisir est bien doux. Et les tièdes nuits d'été, si propices aux amours ; ces nuits qu'embaument l'odeur aromatique des foins et que charment les chants du rossignol, qui de nous n'éprouva leur puissante influence?...

Heureux celui qui possède un héritage champêtre, légué par ses parents ; il peut chaque jour se promener sous les arbres séculaires qui abritèrent ses aïeux! Heureux, cent fois heureux, de pouvoir suivre le ruisseau qui fertilise ses prairies, de fouler ses gazons émaillés et de se reposer sous les dômes mouvants de ses bosquets !.. Oui, bien heureux; car tous ces biens lui appartiennent. Il peut chaque jour et à toute heure en jouir, sans qu'une voix étrangère ou importune vienne troubler ses chères méditations. Ses yeux peuvent à loisir caresser les brillantes fleurs de son parterre et les frais tapis de verdure qui se déroulent devant la façade de son habitation. Pour celui qui sait apprécier les douceurs de la propriété, mais qui n'a jamais possédé un lambeau de terre; pour celui-là un chalet ou même une chaumière avec un petit jardin dont il hériterait, ce serait une des grandes joies de sa vie.

§ II

Les parties de campagne, les dîners sur l'herbe; les courses dans les bois; les promenades sur la mer et les fleuves; les bains de mer et de rivière, sont encore des plaisirs d'une incontestable utilité lorsqu'on sait en user prudemment.

Les bains d'eaux minérales et d'eaux thermales dont la France possède une riche variété, sont fréquentés, pendant l'été, par une foule de personnes des deux sexes : les unes y vont chercher la santé, les autres des distractions et des plaisirs; car dans la plupart des grands établissements thermaux, on trouve les divers amusements de la capitale : bals, soirées, concerts, cabinets de lecture, salles de billards, de jeux divers et salles de réunion, etc. De plus, on jouit des plaisirs de la campagne : les parties à pied ou à cheval, dans la plaine ou sur les montagnes, dans les vallons et sur de riants coteaux. Les courses botaniques et zoologiques très-intéressantes, très-fructueuses dans certaines localités. On trouve enfin, dans plusieurs établissements thermaux, toutes les distractions et tout le confortable qu'on peut désirer.

La saison des eaux est pour beaucoup de personnes un temps de plaisir ; je veux parler de celles dont la santé n'est point altérée. Les journées s'écoulent au milieu d'une société choisie, loin des affaires et des préoccupations égoïstes ; les digestions, les sécrétions et autres fonctions organiques s'opèrent facilement ; on semble vivre d'une autre vie. On peut donc affirmer que la saison des eaux, lorsqu'on suit avec docilité la conduite hygiénique tracée par le médecin, est un bien autant pour le physique que pour le moral. Est-il besoin de dire que si l'ennui venait à gagner le baigneur, soit à cause du mauvais temps, soit parce que la localité ne lui convient pas ; il devrait, sans hésiter, quitter ces bains et se diriger vers une autre contrée, au ciel plus riant, où existe un établissement d'eaux thermales analogues à celles qui lui ont été ordonnées. L'ennui est un des dangereux ennemis de la santé ; c'est un agent qui la sape sourdement, à petits coups, mais continuellement ; c'est pourquoi les baigneurs qui s'ennuient dans une localité doivent l'abandonner, pour se rendre dans une autre plus en rapport avec leurs goûts, s'ils ne veulent point perdre tout le bénéfice de la saison des eaux. Voyez à ce sujet notre HYGIÈNE DES BAIGNEURS, ouvrage à la portée de toutes les intelligences, où

se trouvent la description et l'analyse des divers
genres de bains; leur application hygiénique et
médicale, la manière de les prendre pour en retirer
les meilleurs résultats. Enfin, diverses formules de
bains *dits de beauté*, atteignant le double but de favoriser les fonctions de la peau, de la préserver des
nombreuses affections qui la dégradent et de l'em-
bellir.

§ III

PLAISIRS DE L'EAU.

Sous cette dénomination sont compris tous les
amusements, toutes les distractions que peuvent
procurer la mer, les fleuves, les rivières, les lacs,
les ruisseaux, etc.

La mer inspire d'abord l'étonnement, l'admiration aux personnes qui la contemplent pour la
première fois; cette immense étendue d'eau, diver-
sement colorée selon l'état du ciel, et qui n'a de
bornes que l'horizon; ces légers navires aux voiles
latines, ces vaisseaux, ces vapeurs qui la sillonnent
avec la rapidité de l'alcyon. Ces voyages mari-
times, ces contrées lointaines, ces rivages inconnus
qu'on côtoie; ces charmantes promenades en na-
celle par une chaude soirée d'été; la chanson des

pêcheurs que la brise vous apporte, et ces magnifiques couchers du soleil dans les vapeurs de l'horizon ; tout cela vous émeut et laisse une profonde
empreinte dans votre mémoire.

D'un autre côté, les promenades sur le rivage ;
les parties de bains froids, les divers exercices de
l'art de nager, aussi agréables que salutaires, vous
offrent leurs distractions. Enfin, les fleuves, les
rivières, les lacs, etc.; les promenades en barque ;
la pêche au filet, au panier, à la ligne, etc., deviennent ici un amusement, un plaisir, quelquefois
une passion !...

§ IV

Pour les philosophes, les poëtes et les artistes
l'été, de même que le printemps, a ses plaisirs.
Quel bonheur pour eux que de s'égarer dans les
frais sentiers d'un bois ; de suivre le ruisseau
qui coule sur un lit de mousse et de fleurs ; de s'asseoir sur la pente gazonnée des coteaux ou sur
l'herbe des prairies !... s'il est poëte, son imagination s'exalte devant ces beautés terrestres, et bientôt il se croit entouré de nymphes et de sylvains.
S'il est peintre, il puise dans cette riche nature qui
lui sourit, les idées du vrai et du beau. S'il est musicien, le chant des oiseaux, le frémissement des

brises à travers les feuillages, le murmure des eaux l'émeuvent, l'inspirent et lui font trouver des mélodies qu'il eût complétement ignorées, s'il fût resté étranger au ravissant spectacle de la nature.

Et pour la jeunesse, quoi de plus charmant que ces rendez-vous d'amour dans les bois, sous la voûte mystérieuse des bosquets ou dans les allées solitaires de coudriers qui bordent la prairie? Oh! l'amour sous les frais ombrages, au milieu de la verdure et des fleurs; l'amour dans la campagne éclairée par un beau rayon de soleil, offre des jouissances cent fois plus exquises que l'amour dans les cités, où tout est soumis à la froide étiquette.

Charmes puissants des beaux-arts! heureux celui qui peut vous cultiver. Plaisirs purs et constants, jours remplis d'espoir, délicieuses rêveries dans le silence des bois, riant travail de la pensée sous de frais ombrages; poétiques élans de l'âme vers tout ce qui est beau; telles sont les ineffables jouissances que procure la culture de la poésie et des beaux-arts.

Avant de terminer ce chapitre, nous ferons observer que les chaleurs de l'été activent les fonctions circulatoires et excrétoires; lorsqu'elles se prolongent, avec la même intensité, elles détendent, affaiblissent le système musculaire, opèrent le relâchement du système nerveux, d'où il résulte une tendance au repos, et, pour certains individus,

à la paresse. L'activité physique n'est plus aussi
soutenue que pendant la saison du printemps; aux
inquiétudes vagues, à l'inconstance des actions succèdent le calme et des sensations plus durables.
Alors, loin d'être distrait par la variété des impressions, on se sent, au contraire, entraîné à la réflexion. La terre est éclairée par un soleil resplen-
dissant; les fruits se développent et annoncent les
libéralités de Pomone; les bois sont dans tout l'éclat
de leur parure. Les prés, aux herbes aromatiques,
vous jettent leurs parfums; tous ces biens, dont on
peut jouir largement, disposent l'âme à des joies
tranquilles.

La chaleur estivale, quand elle n'est pas accablante, plaît généralement; car beaucoup préfèrent
les ardeurs de l'été aux froids glacés de l'hiver. —
La tiède chaleur des matinées d'été nous apporte
un bien-être qui affecte le cœur et l'âme. — Qui de
nous n'a éprouvé le plaisir, la douce jouissance de
l'ombre, à l'heure où le soleil darde sur la terre ses
rayons les plus ardents? Être assis sur un frais ga-
zon, près d'un ruisseau limpide, sous un massif
d'arbres au toit impénétrable; regarder le bleu du
ciel, la plaine et les coteaux brûlés par les feux du
soleil, tandis que l'on savoure la délicieuse fraîcheur de l'ombre; s'abandonner aux vagues rêveries, le cœur content, l'esprit tranquille, n'est-ce
pas un plaisir, un bonheur inappréciable?

En résumé, les plaisirs de l'été sont moins bruyants, moins dissipés que ceux du printemps ; l'imagination et l'expansion sensuelle semblent être sollicitées par la saison printanière, tandis que les plaisirs de l'été se rattachent à la réflexion.

CHAPITRE XXVII

L'AUTOMNE ET SES PLAISIRS.

SECTION PREMIÈRE.

L'automne est la saison la plus riche en fruits, légumes et autres substances alimentaires. Le règne végétal nous donne abondamment de délicieux produits, et le règne animal fournit des aliments plus variés et de meilleure qualité que pendant la saison précédente. Les viandes, la volaille et le gibier acquièrent, en automne, tout leur arôme et toute leur succulence : c'est pour cela que les gourmets et les gastronomes voient avec joie l'été finir et l'automne arriver.

Vers le commencement de l'automne la campa-

26.

gne change d'aspect; ce n'est plus la verdure uniforme des saisons précédentes; aujourd'hui le jaune, le rouge, le violet et autres nuances, enrichissent les corbeilles de Flore et de Pomone. Un soleil moins ardent éclaire notre hémisphère ; les matinées, quoique belles encore, sont fraîches et les soirées humides. L'air est plus tranquille ; les vents fougueux semblent être enchaînés ; quand le temps se met au beau, c'est avec plus de fixité. Alors, les promenades, les voyages, de courte durée, sont des distractions fort agréables.

Les plaisirs de la chasse commencent en automne; pour beaucoup d'individus ils deviennent une nécessité. Ces plaisirs sont salutaires à la santé par les exercices corporels qu'ils exigent; mais on doit en user modérément; car ils sont nuisibles et même funestes lorsqu'on les pousse jusqu'à la fatigue. La cause la plus fréquente, comme aussi la plus dangereuse, pour les chasseurs, c'est d'avoir l'imprudence de s'exposer à des courants d'air frais, le corps étant en moiteur; ou de s'enfoncer dans les marais, ou encore de traverser des ruisseaux lorsque les pieds sont échauffés par la marche. Les personnes prudentes ne doivent jamais oublier que la chasse cesse d'être un plaisir du moment qu'elle devient préjudiciable à la santé, ou qu'elle prépare des infirmités pour plus tard.

§ I

Les personnes qui possèdent des biens à la campagne, ou qui se livrent aux travaux de l'agriculture, éprouvent les plaisirs de la récolte des fruits et surtout le plaisir des vendanges. Dans les pays de vignobles, l'époque des vendanges est marquée par des jours de fête ; on se donne rendez-vous dans les vignes ; on y fait des collations, des petits dîners, assaisonnés d'une franche gaîté. On y chante, on y danse ; la joie bourdonne sur les coteaux et rayonne sur tous les visages. Oh ! ce sont d'heureux jours que ceux des vendanges, lorsque la récolte est abondante et le temps favorable.

Quels chants joyeux ! quels cris dans les airs retentissent !
La ville et le hameau partout se réjouissent,
Et les échos des monts répètent leur bonheur :
O fils de Sémélé, c'est aujourd'hui ta fête ;
C'est ta fête, ô Bacchus ! et chaque vendangeur
De pampres et de lierre a couronné sa tête.

Sur la colline et les coteaux
On voit gravir les chars, surchargés de cuveaux.
Les raisins détachés de leurs tiges vermeilles
Tombent entassés en de larges corbeilles.
Et pendant ce travail, on joue, on chante, on rit ;
Le doux jus du raisin fait pétiller l'esprit.

§ II

La seconde moitié de l'automne est loin d'être aussi agréable que la première. L'année est dans sa période de vieillesse; elle touche à sa fin. Le mois de *frimaire* annonce l'hiver, et le mois suivant *brumaire* nous l'amène, hélas !.... Lorsque la campagne est veuve de verdure et de fleurs, lorsqu'elle a perdu toutes les pièces de sa parure et n'offre plus à nos yeux attristés que de sombres couleurs; alors nous perdons tous les plaisirs attachés au sens de la vue; c'est avec une sorte de mélancolie que nous promenons nos regards sur ces champs si fertiles, il y a quelques mois, et ne montrant aujourd'hui qu'une surface aride, une teinte bistrée.

Les oiseaux ont cessé leurs chants ; le promeneur n'entend plus leur joyeux gazouillement, ni le murmure des brises à travers les feuillages. Le sens de l'ouie, au lieu de ces plaisirs tranquilles, est rudement impressionné par les sifflements aigus de l'aquilon et par le bruit sourd des torrents débordés !....

Détrempée, à la suite de pluies continuelles, la terre nous refroidit par son humidité. La végétation a disparu et les germes sommeillent, en attendant le retour du printemps. Les gelées blanches du matin, les fraîcheurs du soir, l'atmosphère plombée pendant le jour, l'absence du soleil, les brouillards, les froids humides qui vous saisissent, les teintes sombres de l'horizon, le morne silence qui règne dans les campagnes, toutes ces dégradations qu'amène la fin de l'année, l'hiver.... impriment à notre âme une indéfinissable tristesse. Mais cette tristesse a néanmoins ses charmes, car l'espoir est au bout.... Le doux espoir de voir renaître bientôt les beaux jours.... Et c'est cette pensée consolante qui nous soutient, qui nous donne la force de traverser la rude saison des frimas.

SECTION II

RECOMMANDATIONS HYGIÉNIQUES RELATIVES A L'AUTOMNE.

La saison d'automne, quoique ordinairement assez belle en France, est néanmoins fertile en maladies, à cause des journées de grande chaleur, et des pluies plus ou moins prolongées. Aujourd'hui la chaleur est accablante, demain un abaissement de température a lieu, et l'on est d'autant plus impressionnable au froid que la chaleur des jours précédents a été plus forte. Une autre cause non moins active de maladies, existe dans l'abus des fruits que cette saison fournit en abondance. L'hygiène recommande la sobriété dans le boire et le manger; personne n'ignore que les excès en ce genre sont toujours pernicieux. L'appétit, que les ardeurs de l'été avaient assoupi, se réveille énergiquement en automne; il devient nécessaire de le modérer; On ne doit faire usage que d'aliments de bonne qualité et se retrancher sur la quantité. Cette recommandation s'adresse particulièrement aux gastronomes et aux mangeurs de fruits : qu'ils prennent garde! car, des fièvres rebelles, des flux de ventre et des dyssenteries sont au bout de ces excès.

Un aliment des plus salutaires, dans le délabrement de l'estomac et les dérangements du ventre, est le *bon chocolat,* qui réunit le double avantage d'une digestion facile et de la prompte réparation des pertes que le corps a éprouvées. Mais, pour obtenir ce beau résultat, il est de toute nécessité que le chocolat soit fabriqué avec des cacaos et des sucres de premier choix. On ne doit pas oublier que les mauvais chocolats, les chocolats à bas prix, foisonnent et qu'ils sont très-nuisibles à la santé. Avant de faire usage d'un chocolat, il est prudent de remonter à la source d'où il provient et de s'enquérir si sa réputation est méritée (1).

(1) Toutes les fois qu'une Commission scientifique est nommée par l'autorité pour s'assurer des qualités bienfaisantes ou nuisibles

L'automne étant la saison la plus insalubre de
l'année, il devient urgent de prendre certaines précautions alimentaires et hygiéniques dans le but
d'éviter les funestes atteintes des causes morbides
automnales. Parmi ces causes on distingue les variations atmosphériques fréquentes, les matinées
froides, la chaleur lourde du milieu du jour, les
soirées humides, les vents d'ouest amenant la pluie,
les miasmes des endroits marécageux, etc., etc.,
l'abus des fruits de la saison, des boissons acides,
des mets indigestes et de tout ce qui peut fatiguer
les organes digestifs. La prudence dit de remplacer,
aussitôt que le cas l'exige, les vêtements d'été par
ceux d'hiver, pour préserver le corps des refroidis-
sements et des suppressions de transpiration. La
matière, le tissu et la forme des vêtements ne sont
pas indifférents à cet égard. Voyez notre *Hygiène
vestimentaire*, où la question industrielle et hygiénique est traitée de manière à satisfaire en tous
points le lecteur.

d'une substance alimentaire, on peut, en toute confiance, s'en rapporter aux conclusions de cette Commission. Or, c'est ce qui a eu
lieu pour les chocolats de la *Compagnie Coloniale*, dont la supériorité a été constatée par des médecins de la Faculté de Paris.

CHAPITRE XXVIII

L'HIVER ET SES PLAISIRS.

SECTION PREMIÈRE

§ I

L'hiver est la saison la plus triste, la plus rude à passer. Le soleil semble s'être éloigné de nous, et tout se ressent de son éloignement. Plus rien dans les champs pour récréer nos yeux. Les prés sont flétris, les oiseaux sont muets; la campagne est morne et déserte :

> Le sombre dieu des hivers,
> De neige couronné, porté par les orages,
> Étend son bras glacé sur le triste univers :
> Plus de gazons, plus d'ombrages;

Les arbres dépouillés nous montrent leurs branchages ;
L'horizon est caché par de sombres rideaux,
Et du vallon désert les naïves bergères
Ne frappent plus l'écho de leurs chansons légères.
Le dur croassement des sinistres corbeaux,
De nos montagnes, seul, attriste les échos.
Déjà la plaine, au loin, est de neige couverte ;
Rien ne l'anime plus.....

Mais si l'hiver est rude et triste pour les personnes âgées, il n'en est pas de même pour la jeunesse ; car pour celle-ci c'est un temps de plaisirs et d'heureuses folies. Pendant que le vieillard se réchauffe à la flamme de son foyer, la jeunesse ardente court aux bals, aux théâtres, aux concerts, aux soirées, aux fêtes de tous genres dont elle est si avidé !

Les tranquilles plaisirs du coin du feu sont réservés aux enfants, aux mères de famille et aux personnes âgées.

La jeunesse, poussée par une vitalité exubérante, se jette dans les dissipations bruyantes et, malgré les rigueurs de la saison, ne perd aucune des occasions de fêter l'amour et le plaisir.

Cette énorme différence entre la vieillesse qui suit lentement le chemin de la tombe, et la jeunesse, qui s'élance gaîment dans les sentiers fleuris de la vie, est une conséquence naturelle des lois physiologiques. — En été la chaleur produit l'expansion

27

des fluides à la périphérie du corps, et active nécessairement la circulation du réseau vasculaire
superficiel; d'où le sentiment de chaleur et la
sécrétion de la sueur. — En hiver, c'est l'inverse
qui a lieu : le froid chasse le sang du réseau
vasculaire superficiel et le refoule dans les vaisseaux intérieurs; le froid des mains, des pieds, etc.,
n'a point d'autre cause. — Lorsque, après l'impression du froid, la réaction s'établit; c'est-à-
dire lorsque le sang revient aux parties qu'il avait
abandonnées, ces parties retrouvent leur chaleur
première; souvent ellesdeviennent brûlantes. Mais,
si la réaction n'a pas lieu, si elle est incomplète
ou trop faible, les parties restent froides, c'est-à-
dire privées de calorique, jusqu'à ce qu'une chaleur
artificielle remplace la chaleur naturelle et ramène
le sang dans les vaisseaux où la circulation est
languissante. La chaleur du poêle, du foyer, atteint
ce but; voilà pourquoi on se chauffe, pourquoi les
personnes âgées sont plus frileuses que les jeunes
sujets.

Chez les jeunes gens, la réaction étant rapide et
complète, ils se réchauffent facilement et ne tiennent presque aucun compte des rigueurs de l'hiver,
lorsqu'il s'agit de parties de plaisir.

Or, d'après les raisons précédentes, les vieillards
doivent éviter les froids rigoureux qui leur seraient
funestes. Les plaisirs de la jeunesse ne sont plus de

leur âge ; ce serait imprudence et même folie que de vouloir faire à soixante ans ce qu'on faisait à vingt. Leurs plaisirs à eux sont les plaisirs de l'intérieur et du coin du feu ; les lectures, les conversations intéressantes, les distractions que procure la famille ; les visites et les réunions d'amis ; certains jeux qui occupent, délassent et chassent l'ennui, etc., etc. Le vieillard doit, autant que possible, varier ses distractions ; car la monotonie engendre l'ennui, et l'ennui est un des ennemis de la santé.

§ ii.

PLAISIRS DE L'AMITIÉ.

Les plaisirs de l'amitié sont de tous les âges, de toutes les saisons et font le charme de la vie. Pleine d'activité et de dévouement pendant la jeunesse, l'amitié se montre sage et prudente pendant l'âge mûr ; elle est pour la vieillesse une consolation, un besoin. O vous ! qui entrez dans la vie, jeunes hommes et jeunes femmes, cultivez l'amitié avec ardeur et persévérance ; car plus vous soignerez sa culture, plus ses fruits seront doux. Un ami vrai, un ami sincère et dévoué, dans toute l'acception du mot, est un rare trésor qu'on ne saurait trop conserver.

Après une longue absence, lorsque deux amis se retrouvent, est-il un plaisir plus vif que celui de se jeter dans les bras l'un de l'autre, de passer des heures entières à se sourire, à se parler, à se questionner ? Mais pour apprécier les joies ineffables du retour, il faut avoir éprouvé les inquiétudes et les douces privations d'une absence prolongée.

C'est particulièrement dans les longues soirées d'hiver que l'amitié est une ressource et fait oublier aux personnes âgées les rigueurs de la saison. La gaîté naît au milieu de quelques amis ; on cause des affaires du présent et surtout des plaisirs d'autrefois ! Le temps passe agréablement, et l'heure arrive où chacun se retire content, pour aller goûter les douceurs du repos.

§ III.

L'hiver est la saison de la bonne chère : les déjeuners, les dîners, les petits soupers se répètent fréquemment ; l'appétit étant plus développé, on éprouve davantage le besoin de manger. Du reste, le corps semble exiger une nourriture plus abondante et plus substantielle, pour résister au froid qui l'excite d'abord, mais qui finirait par le débiliter.

La circulation sanguine, ainsi que nous l'avons

dit plus haut, étant plus active à cette phase de l'année, l'estomac possède plus d'énergie, ses fonctions marchent plus promptement, et il peut, par conséquent, digérer plus vite une plus grande quantité d'aliments que pendant les saisons précédentes ; c'est là l'unique cause de la préférence que les gourmands accordent à l'hiver. Du reste, tout le monde sait fort bien que janvier et février sont des mois où l'art culinaire se met en frais et fait des prodiges ; où les invitations de tous genres sont les plus mutipliées ; où les familles et les amis se réunissent ; où l'on fréquente les bals, les soirées, les concerts et autres amusements de la saison.

SECTION II.

Le renouvellement de l'année, le premier jour de l'an, est marqué par des plaisirs qui ont un grand retentissement dans toutes les villes et villages de France. Non-seulement l'heureux jour des étrennes est impatiemment attendu des enfants ; mais les grandes personnes, les parents et les amis sont heureux d'apporter leurs cadeaux, en les accompagnant d'heureux souhaits :

Du premier jour de l'an voici l'aube paraître ;
Et déjà dans la ville, au son des instruments,
Se mêlent les transports de mille jeunes gens.

27.

Le joyeux écolier court embrasser son maître,
Et, s'élançant ensuite au cou de ses parents,
Adresse à chacun d'eux de naïfs compliments.

. . . .

Entendez-vous ces cris qui remplissent la ville?
Le Roi boit! le roi boit! Le vin coule et pétille,
Et tous les invités, fidèles à sa loi,
Boivent à l'unisson à la santé du Roi.

. . . .

Cette époque de l'année est celle où les invitations deviennent plus fréquentes, où les familles amies s'invitent réciproquement à d'excellents dîners, à des soirées charmantes. C'est ordinairement dans ces soirées, toujours égayées par ce qu'on appelle les *petits jeux de société*, que la jeunesse des deux sexes, cimente des amitiés durables, et quelquefois s'éprend d'un tendre amour... de cet amour que doivent bientôt légitimer les liens du mariage.

Les personnes d'un âge mûr, les vieillards aussi retrouvent leur ancienne gaîté et pour quelques instants leur jeunesse, au milieu de ces réunions de famille qui faisaient la joie de nos pères.

Les *jours gras* arrivent comme pour mettre le comble aux plaisirs déjà goûtés ; c'est pendant ces journées de folles dissipations et de joies délirantes que la jeunesse se jette, tête baissée, dans les fêtes du carnaval. . . . .

. . . .

Sur tous les fronts rayonne la gaîté ;
Car *les jours gras* sont des jours d'allégresse,
Pendant lesquels la bouillante jeunesse
De ses plaisirs anime la Cité.

La nuit paraît enfin. Pour compléter l'ivresse,
Mille instruments d'accord, sous des doigts inspirés,
Ont annoncé du bal les instants désirés.
Tout le monde aussitôt se porte dans les salles
Où doivent avoir lieu les danses de la nuit ;
    Et sous leurs voûtes musicales,
D'intrigues, de bons mots chacun se réjouit.

Que d'époux libertins, que de femmes coquettes,
S'occupent, en ce jour, à faire des conquêtes ;
Mais en revanche, aussi, que de fois méchamment,
A la faveur du masque et du déguisement,
On sait leur dévoiler leur conduite légère.
  . . . .

Nous avons dit précédemment que les dîners de
famille faisaient le bonheur des parents, des enfants et des amis invités. C'est qu'en effet, pour
ceux qui les ont donnés ou fréquentés, le souvenir
en est si doux, si profond, qu'ils n'en perdent jamais la mémoire. Nous terminerons par la description résumée d'un de ces charmants dîners, faite
par le fils de l'amphitryon, jeune collégien de dix-
sept ans :

PLAISIRS DE LA TABLE.

. . . .

Prenons place au milieu d'un repas de famille,
Afin de partager cette franche gaîté,
   Qui naît, se développe et brille
     En pleine liberté.

Dans le premier service on babille, on caquète,
On prodigue l'éloge à l'hôte, au cuisinier;
Et le commencement, pour être régulier,
   Toujours se donne à l'étiquette.

. . . .

Pour ouvrir l'appétit, versez-nous du madère;
Ce vin, à cet usage, est, dit-on, nécessaire,
   D'ailleurs, c'est la règle, et jamais
Ne s'en affranchira la secte des gourmets.
Le chambertin, le nuits, vrais trésors de la cave,
Le bordeaux qui répand un bouquet si suave,
Le volnay, le pomard doivent, dans ce repas,
   Flatter d'abord vos palais délicats.
Après eux paraîtront le grave et le sauterne;
Le tokai que l'on sert à la table des rois;
Le chablis, le meursault et l'éloquent arbois.
Nous passerons ensuite au xérès, au falerne,
A celui d'alicante, à l'amoureux naxos,
Au zéa, puis au chypre, enfin au doux samos.
Et pour vaincre une jeune et rebelle maîtresse,
Des lèvres dans son cœur et du cœur dans ses yeux,
O petillant champagne, ô vin délicieux!
Tu feras circuler la délirante ivresse.....

. . . .

On aperçoit déjà, sur les fronts rayonnants,
Les rapides effets produits par ces breuvages;

Un léger vermillon colore les visages ;
L'œil brille, les propos deviennent plus bruyants :
Les bons mots, à l'envi, font le tour de la table ;
C'est à qui, du dîner, sera le plus aimable.

Mais c'est surtout au troisième service, dénommé le *dessert*, que la gaîté prend son essor, que le plaisir, jusque-là discret, se manifeste par de joyeux éclats ; c'est au dessert que l'esprit déploie toutes ses ressources, que le plaisir dilate les cœurs, épanouit les visages et fixe le sourire sur les lèvres.

Des fruits délicieux, de fines sucreries
    Se montrent au dessert ;
On range à leurs côtés mille pâtisseries ;
Dans le cristal taillé le champagne est offert ;
Et le cœur dilaté par ce vin qui le noie,
Dans le corps stimulé fait circuler la joie.
    Mais voici le tour des liqueurs :
Pour flatter nos palais et couronner nos tables,
O vous qui composez ces boissons délectables,
Livrez-nous vos trésors, savants distillateurs.

Vieillards frais et dispos, convives agréables,
Imprégnez vos palais de leurs riches saveurs.
J'ai, pour vous conserver la force et l'énergie,
L'élixir de Garus, celui de longue vie ;
Le marasquin, le rhum, le kirch, le curaço,
Le cassis, le cognac ou bien le vespétro.
    Ces généreux et bienfaisants toniques
Vivifient l'estomac par leurs vertus béchiques.

Pour vous, sexe charmant, ennemi de Bacchus,
J'ai le jus de pistache et l'huile de Vénus.
Vous pouvez sans danger boire cette anisette;
Le doux rosolio, l'innocent ratafia.
L'orange et le limon, la fraise et le moka
Réjouissent l'esprit sans déranger la tête.

Tout à coup une voix forte fit entendre ces paroles :

« Mes amis, la chanson de table faisait les délices de nos pères; elle était de rigueur au dessert. Il eût manqué quelque chose au plus riche festin, si le couplet de circonstance n'était venu stimuler les convives, raviver leur esprit et donner une nouvelle impulsion à leur gaîté. Comme j'ai à cœur de continuer la pratique de mes ancêtres, avec votre agrément et surtout avec votre indulgence, je vais donner l'exemple :

Si la jeunesse
Fuit tous les jours,
Rions sans cesse,
Buvons toujours!

Amis, je vous convie,
Venez à mon banquet;
Des plaisirs de la vie
S'y trouve le secret.
Les désirs, l'espérance,
Le vin et la gaîté,
Y sont en abondance
Versés par la beauté.

Si la jeunesse, etc.

Je sais, avec sagesse,
Assortir tous les mets,
Et suis, par mon adresse,
Adoré des gourmets.
Amphitryon aimable,
Pour flatter tous les goûts,
J'ai disposé ma table,
Venez et placez-vous!

Si la jeunesse, etc.

Je verse à la vieillesse
De mes vins les plus vieux,
Et place la jeunesse
Auprès de deux beaux yeux.
En philosophe habile,
C'est ainsi que toujours,
Je fixe en mon asile
Bacchus et les amours.

Après qu'on eut complimenté le chanteur et fait
l'éloge de la chanson, un gai convive s'écria :
— A mon tour ! et prêtez-moi votre attention.

La gaîté nous rassemble,
Amis, en ce beau jour ;
Rions, buvons ensemble
Et chantons tour à tour :
O flatteuse espérance !
Viens caresser nos cœurs ;
D'une heureuse existence
Promets-nous les douceurs.

Le vin réjouit l'âme,
Il donne la gaîté ;

C'est lui qui nous enflamme,
Buvons à la beauté !
Buvez, sexe adorable,
Buvez à votre tour ;
Le vin est favorable
Aux doux plaisirs d'amour.

A vous ! femmes charmantes,
Trésor de mon pays ;
A vous! beautés naissantes,
A vous tous, mes amis !
A notre belle France,
A sa prospérité ;
Au prince qu'elle encense
Portons une santé !

Des bravos répétés accueillirent cette dernière strophe, et la gaîté bourdonna dans la salle plus bruyante qu'avant.

Mais le dessert tirait sur sa fin ; les estomacs étaient satisfaits et les esprits contents ; d'autres plaisirs vont clore la soirée.

Les parents, c'est-à-dire les papas et les mamans, ainsi que les personnes âgées, se réunissent par groupes et entament des conversations plus ou moins intéressantes, tandis que la jeunesse des deux sexes se groupe à l'écart pour procéder aux *petits jeux*. C'est pour elle l'heure des vrais plaisirs, le moment du bonheur…. On se place, on s'arrange de façon que la jeune demoiselle soit à côté du jeune homme qu'elle préfère, qu'elle aime déjà ou qu'elle doit bientôt aimer.... Ce sont généralement des jeux de mots, des charades, des homographes, des énigmes qu'on propose à deviner. Les jeunes filles sont beaucoup plus habiles dans ce genre d'exercice que les jeunes gens, qui souvent y laissent un gage. Il faut dire aussi qu'il arrive souvent qu'un jeune amoureux avoue son ignorance, dans le but de donner un gage ; par la raison que tout gage n'est rendu que moyennant une punition. Or, comme nous l'avons déjà dit au commencement de cet ouvrage, la punition est ordinairement un baiser donné ou reçu. A ce compte-là, on ne sera pas étonné si quelques jeunes gens s'empressent d'encourir plusieurs punitions.

Ces petits jeux ont le double avantage d'amuser la jeunesse, de nouer des connaissances et de faire éclore des amitiés, que des feux plus ardents transforment en amour et qui, dans bien des cas, se résolvent dans le mariage.

Les autres distractions qu'on rencontre dans les dîners de famille sont les danses, le chant, la musique, la déclamation d'un morceau de littérature ou de poésie ; quelquefois, assez rarement, la représentation d'une petite scène à deux personnages. Mais, de tous ces amusements ce sont les petits jeux dont nous venons de parler, qui captivent le plus la jeunesse.

28

Les plaisirs des dîners de famille ne peuvent être appréciés à leur juste valeur que par les père et mère. Heureux donc, cent fois heureux ! ceux qui possèdent une famille ; car elle est pour eux la source des plus doux plaisirs et de jouissances ineffables !...

Les recommandations hygiéniques relatives aux plaisirs de la table sont les mêmes que celles indiquées plus haut. Nous répéterons encore qu'on doit éviter les excès dans le boire et le manger, parce qu'ils sont toujours préjudiciables à la santé du présent, et qu'ils peuvent influer en mal sur la santé de l'âge suivant. Si, dans un grand dîner, il est permis de faire un petit extra sur la *variété des mets*, on ne doit manger qu'une fort petite quantité de chaque, afin de ne pas surcharger l'estomac. Les extra sur la *quantité* d'aliments sont toujours funestes. Ainsi qu'un fardeau trop lourd écraserait celui qui voudrait le porter, de même une quantité d'aliments, dépassant les forces digestives de l'estomac, est un fardeau dont cet organe se débarrasse par le vomissement ou l'indigestion. Ménagez, soignez sans cesse votre estomac ; car c'est le foyer de la vie et de la santé !

. . . .

L'objet de cet ouvrage n'était pas seulement de démontrer que chaque âge et chaque saison avaient leurs plaisirs ; il s'agissait de traiter une question

beaucoup plus importante, celle de réglementer les
plaisirs et de les soumettre aux lois de l'hygiène.
Nous aurons atteint le but que nous nous étions proposé, si la lecture de cet ouvrage inspire la modération, la sagesse dans les plaisirs ; s'il prémunit
contre les abus et les excès dont l'inévitable conséquence est la dégradation physique et morale.

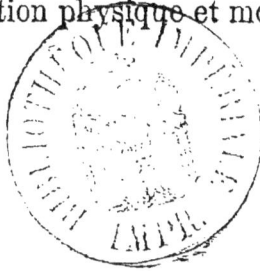

FIN

TABLE DES MATIÈRES

Page.

Chap. Ier. — DES PLAISIRS. — Définition et division....... 1
Les plaisirs sont une compensation aux peines de la vie...... 3

Chap. II. — PLAISIRS DE LA PREMIÈRE JEUNESSE.......... 8
Hygiène des plaisirs de l'adolescence....................... 9
PUBERTÉ. — Ses plaisirs.................................... 11
Un bienfait n'est jamais perdu............................. 15
Hygiène alimentaire de la jeunesse....,................... 23
Recommandation des plus importantes concernant la qualité
   des aliments à prendre.. 25
Dangers des indigestions.................................. 26

Chap. III. — DE l'AMOUR PHYSIQUE. — Premières émo-
   tions d'amour 29
Les deux faces de l'amour................................. 33
Hygiène morale de l'amour................................ 35
LES PREMIÈRES AMOURS. — Nouvelle...................... 40
Baisers d'amour... 42

Chap. IV. — MAUVAIS COTÉ DU MARIAGE INDISSOLUBLE..... 46
Histoire de deux jeunes époux, leur bonheur pendant la lune
   de miel, puis leur triste séparation....................... 47

Chap. V. — DES PLAISIRS OFFERTS PAR LE MARIAGE........ 59
Amour maternel. — Ses plaisirs........................... 61
Amour paternel... 62

Chap. VI. — Conseils hygiéniques aux procréateurs.... 64

Dangers de se livrer intempestivement aux plaisirs de l'amour. 68

Observation sur les funestes conséquences de l'abus de ces plaisirs... 72

Chap. VII. — Plaisirs solitaires. — Leurs dangers....... 76

Désordres organiques causés par ces plaisirs................. 78

Mort par consomption....................................... 81

Hygiène physique et morale à opposer aux plaisirs solitaires. 83

Alimentation des sujets adonnés aux plaisirs solitaires, afin de les ramener à la santé................................... 86

Conseils aux mères.. 89

Chap. VIII. — Des plaisirs offerts par la femme 91

Chap. IX. — Des aberrations ou égarements de l'amour. 97

Satyriasis.. 101

Folie érotique.. 105

   — intermittente... 107

Conseils hygiéniques pour combattre les aberrations de l'amour.. 109

Chap. X. — Hygiène des plaisirs de l'amour............. 113

Observation curieuse.. 115

Conseils hygiéniques.. 119

Chap. XI. — Plaisirs de l'age viril. — Virilité......... 125

Age mûr.. 130

Plaisirs des père et mère................................... 135

Conseils aux personnes qui marchent vers la cinquantaine.... 140

Chap. XII. — Nubilité. — Age mur — Plaisirs de la femme. 144

Plaisirs de la mère nourrice................................ 146

Chap. XIII. — Hygiène de l'age mur...................... 148

Concernant les passions et le régime alimentaire............ 150

Chap. XIV. — Age de déclin. — Première vieillesse...... 153

Hygiène de ces âges... 154

Chap. XV. — De l'érotisme chez les vieillards........ 157

Conseils prophylactiques contre cette hideuse maladie........ 158

Première observation d'érotisme chez l'homme.............. 161

Deuxième   id.   suivi de mort.............. 164

Folie érotique chez la femme............................. 168

— 335 —

Chap. XVI. — Plaisirs de la première vieillesse........ 172

Chap XVII. — De la bienfaisance et du plaisir qu'on en
retire (nouvelle intéressante)............................ 179

Chap. XVIII. — Seconde vieillesse.............. 197
De l'habitude chez les vieillards.......................... 199
Anecdote à ce sujet... 200
De l'ennui chez les vieillards........................ 203
Dernière phase de la vie humaine : Caducité................ 206

Chap. XIX. — Les sens. — Leur classification, selon l'im-
portance de leur rôle..................................... 209
Plaisirs des sens... 213
Du sens de la vue.. 216
Des hallucinations de la vue................................... 219
Observations des plus curieuses 221

Chap. XX. — Sens de l'ouie............................ 225
Des plaisirs attachés à ce sens............................. 226
Des aberrations de l'ouïe.................................... 235
Hygiène de l'ouie.. 237

Chap. XXI. — L'odorat. — Plaisirs qui en découlent...... 239
Classification des odeurs..................................... 242
Hygiène de l'odorat. 247

Chap. XXII. — Le gout. — Classification des saveurs...... 249
Des plaisirs attachés au goût.............................. 252
Gourmands et gourmets, dissertation sur ces deux genres.... 255
Des aberrations du goût............................ 260
Hygiène... 262

Chap. XXIII. — Le tact, le toucher.................... 264
Des plaisirs fournis par ce sens............................. 267
Des aberrations du tact...................................... 269
Hygiène... 271

Chap. XXIV. — Rapports qui existent entre les parties du
jour et les saisons, leur influence sur l'organisation
humaine... 274
Le matin.. 276
Le midi... 278
Le soir... 280

La nuit... 283
Des saisons.. 289

Chap. XXV. — Le printemps et ses plaisirs.............. 291
Mois d'avril.. 297

Chap. XXVI. — L'été et ses plaisirs...................... 300

Chap. XXVII. — L'automne et ses plaisirs. — Recommandations hygiéniques relatives à l'automne.............. 309

Chap. XXVIII. — L'Hiver et ses plaisirs.................. 316
Plaisirs de l'amitié.. 319
Les jours gras... 322
Plaisirs de la table.. 324
Chansons bachiques... 326
Conclusion.. 328

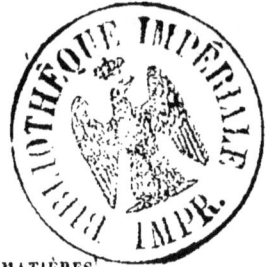

FIN DE LA TABLE DES MATIÈRES.

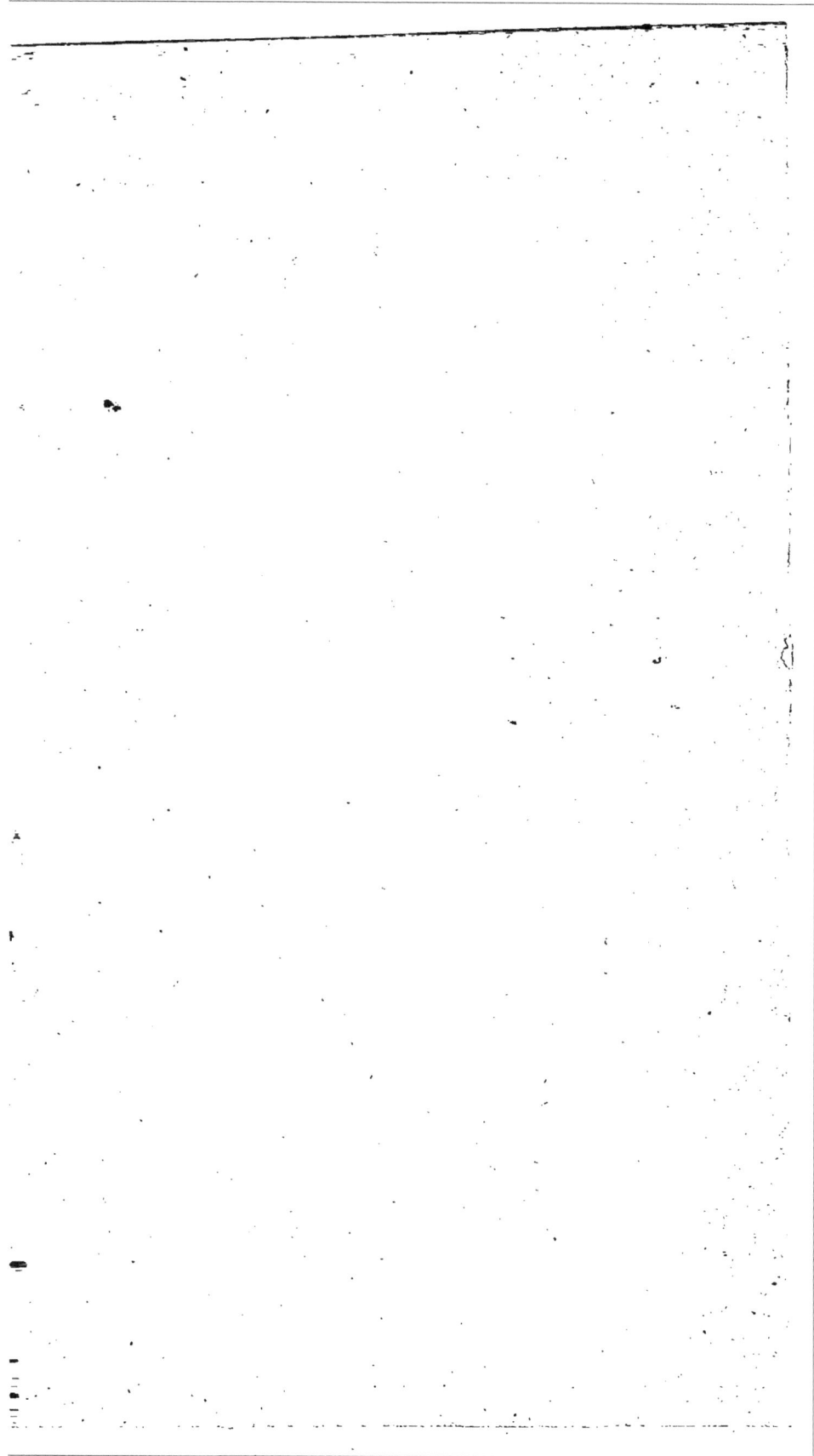

www.ingramcontent.com/pod-product-compliance
Lightning Source LLC
Chambersburg PA
CBHW060139200326

41518CB00008B/1089